Qi Gong
para a Mulher

EDITORA GROUND
livros para uma nova consciência

Dominique Ferraro

Qi Gong

para a Mulher

EXERCÍCIOS DE BAIXO IMPACTO PARA AUMENTAR A ENERGIA, ESTIMULAR A SEXUALIDADE E FORTALECER O CORPO

Tradução

Ana Gláucia Ceciliato

EDITORA GROUND

Título original: Qi Gong per la donna

Revisão: Veridiana Maenaka

Editoração Eletrônica: Villa d'Artes Soluções Gráficas

Capa: Niky Venâncio

CIP - Brasil - Catalogação na Fonte
Sindicato Nacional dos Editores de Livros, RJ

Ferraro, Dominique
Qi Gong para a Mulher : exercícios de baixo impacto para aumentar a energia e fortalecer o corpo / Dominique Ferraro. -- São Paulo : Ground, 2002

Tradução de: Qi Gong for Women
ISBN 85-7187-168-X

1. Qi Gong. 2. Exercícios físicos para mulheres. 3. Mulheres - Saúde e Higiene. 4. Corpo e mente.

CDD 613.7044
02-1149 CDU 613.71-055.2

Editora Ground Ltda.
Rua Lacedemônia, 68 - Vila Alexandria
Cep: 04634-020 - São Paulo / SP
Tel.: (0xx11) 5031-1500 - Fax: 5031-3462
editora@ground.com.br
www.ground.com.br

Agradecimentos

Agradeço a meus professores: os doutores Ma Xu Zhou, Zhao Hui Lin, Grace Yu, Zang Fu Sheng, Pang Yin Wu, a instrutora Mas Rodgers e o dr. Yves Requéna, por suas valiosas instruções, que tornaram possível este livro.

Dedicatória

Dedico este livro a minhas alunas: Anna, Carla, Caterina, Bruna, Beatrice, Carmela, Cettina, Christiane, Elena, Eva, Francesca, Giancarla, Giuliana, Graziella, Lucia, Marina, Mariolina, Maria Luisa, Micaella, Patrizia, Paola, Piera, Nicole, Raffaella, Silvana, Tiziana, Wanda e Yvonne, cujo entusiasmo tanto me ajudou nesta pesquisa.

Conteúdo

Introdução

O que é Qi Gong?

Qi (também grafado como *chi*) em chinês significa "energia vital", *gong* (ou *kung*), "prática" ou "exercício". *Qi Gong* é, portanto, uma técnica que nos permite nutrir e fazer circular a energia vital, a fim de atingirmos o bem-estar físico e psíquico e aumentarmos nossa resistência ao estresse e às doenças.

Desenvolvido e enriquecido durante mais de dois mil anos por monges, médicos, taoístas e budistas, o Qi Gong é um exercício terapêutico suave, tanto curativo como preventivo, baseado no antigo sistema dos meridianos de acupuntura. Esta "ginástica dos meridianos" abrange exercícios físicos tanto estáticos como dinâmicos, técnicas para controle da respiração e da concentração mental, automassagem e acupressão em pontos de acupuntura, além de sons terapêuticos cujas vibrações estimulam diferentes órgãos internos. O propósito desses exercícios é evitar ou dissolver bloqueios de energia, estimular a circulação e corrigir desequilíbrios. O resultado é um bem-estar psíquico e físico maior e um fortalecimento significativo das defesas imunológicas. Por meio de prática direcionada, qualquer distúrbio pode ser evitado ou curado.

O Qi Gong para a Mulher de Hoje

A mulher de hoje está freqüentemente exposta a um ritmo frenético e a fortes pressões psicológicas. Quando jovem, ela corre de manhã à noite, entre as tarefas domésticas, o trabalho profissional e a família; tem pouco tempo para devotar a si mesma e acumula tensões e estresse que se manifestam em distúrbios crônicos. Ao envelhecer, torna-se vítima de dores e angústias que foi incapaz de evitar ou curar, deixando-se levar pelo "baixo astral" e por pouca auto-estima, não conseguindo achar o entusiasmo necessário para desenvolver novos interesses. Tem vergonha do próprio corpo e fica desanimada ao olhar-se no espelho. A depressão, geralmente acompanhada de outras emoções negativas há muito acumuladas e suprimidas, assalta-a, criando um número considerável de doenças sérias.

Contudo, existe uma solução. Com apenas quinze minutos diários de prática, a mulher pode conseguir saúde, serenidade e um corpo esbelto.

Praticando o Qi Gong, as jovens aprenderão técnicas para libertar-se de tensões e distúrbios crônicos, manter o corpo saudável e em boa forma e conservar a tranqüilidade. As mulheres de meia-idade e as idosas terão condições de recuperar a elasticidade das articulações e adquirir uma nova postura em relação à própria vida e ao futuro, aprendendo a enfrentar o envelhecimento com a força proveniente de um corpo saudável e de uma mente calma e serena.

Os Princípios da Medicina Chinesa Tradicional

Segundo a medicina chinesa, nosso corpo contém uma densa rede de canais que distribuem a energia qi entre nossos vários órgãos, propiciando a comunicação entre eles. Esta rede, o quarto sistema individual além dos sistemas circulatório, nervoso e linfático, é invisível mas real; foi localizada por instrumentos modernos que medem as variações da resistência elétrica sobre a pele. Na linguagem atual, poderíamos dizer que esta rede é o circuito de informações que "mantém tudo unido", permitindo que os diferentes órgãos do corpo se comuniquem entre si.

Para os chineses, qualquer perda de equilíbrio ou bloqueio de energia em um determinado órgão repercute em todos os outros, resultando em um desequilíbrio geral. O princípio básico da medicina chinesa defende que o organismo é um sistema unificado, mente e corpo formam um sistema individual. Assim como resfriado e vírus, as emoções "negativas" são patogênicas. A terapia para cada problema específico, portanto, visa restabelecer o equilíbrio e o bem-estar geral; não se pode curar o corpo "pedaço por pedaço", como acreditam muitos médicos ocidentais, pois correm o risco de, após de resolver um problema, descobrir que provocaram outro.

Ao longo desta rede de canais (os doze meridianos principais e oito vasos adicionais), encontram-se pontos de acupuntura, "interruptores" que podem ser usados para acelerar ou reduzir a circulação energética no meridiano e estimular ou acalmar um órgão. Tais pontos, geralmente sensíveis à pressão e por vezes dolorosos, foram descobertos empiricamente em tempos muito remotos, quando os xamãs chineses começaram a manipulá-los com massagens, depois com lascas de pedra ou com o calor de brasas vivas. Hoje, usamos a acupressão digital, agulhas, estimulação elétrica ou ramos de *moxa*, uma variedade de artemísia também chamada de *mugwort* chinês, enrolada firmemente e acesa.

Alguns meridianos são ligados a um órgão em particular, enquanto outros regulam a circulação energética através do corpo. Para ter uma idéia de sua disposição, consulte as figuras ao final deste livro.

Yin e Yang. Para compreendermos a visão chinesa do sistema energético, podemos compará-lo à eletricidade. A fim de que a corrente flua, é preciso haver dois pólos, um negativo e outro positivo. Da mesma forma, cada um de nossos órgãos contém energias bipolares: *yin*, o pólo negativo, e *yang*, o pólo positivo. Para funcionar bem, cada órgão precisa receber um suprimento suficiente de energia com o yin e o yang totalmente equilibrados.

O propósito do Qi Gong, como o da acupuntura ou da massagem chinesa, é levar harmonia às energias dos órgãos, de modo a proteger o corpo do ataque de fatores externos, como vírus, frio, calor, umidade, e também de fatores internos, como as emoções negativas. Todo desequilíbrio duradouro prejudica a circulação energética, que segue uma ordem precisa de influência, de órgão para órgão. Tais interações incluem o espírito, uma vez que o espírito coloca a emoção em concordância com o órgão no qual ela é refletida, ou pelo qual é influenciada (ver Tabela 1 – para localizar Tabelas e Figuras, consulte a lista da página 183). Esta coordenação geral é ilustrada pelo "modelo" dos Cinco Elementos (ver Figura 1).

A Teoria dos Cinco Elementos. De acordo com a velha filosofia chinesa, o modelo dos Cinco Elementos reflete a lei universal que regula o cosmo, a natureza e os seres humanos e sua saúde. Os Cinco Elementos são símbolos das cinco fases fundamentais da transformação yin/yang.

Uma pessoa tem boa saúde somente quando consegue harmonizar o yin e o yang tanto no interior como no exterior do corpo, isto é, quando está perfeitamente harmonizada com o meio ambiente e a natureza. Na simbologia clássica, os seres humanos são representados como intermediários entre o céu e a terra. Somos nutridos pelo ar, pelo alimento e pela água e absorvemos a energia yang do céu e a energia yin da terra. A vida é baseada neste processo contínuo de transformação de energias de diferentes fontes.

Cada um dos cinco principais órgãos yin – fígado, coração, baço, pulmões e rins – e seus órgãos yang correspondentes – vesícula, intestino delgado, estômago, intestino grosso e bexiga – é ligado a um elemento simbólico:

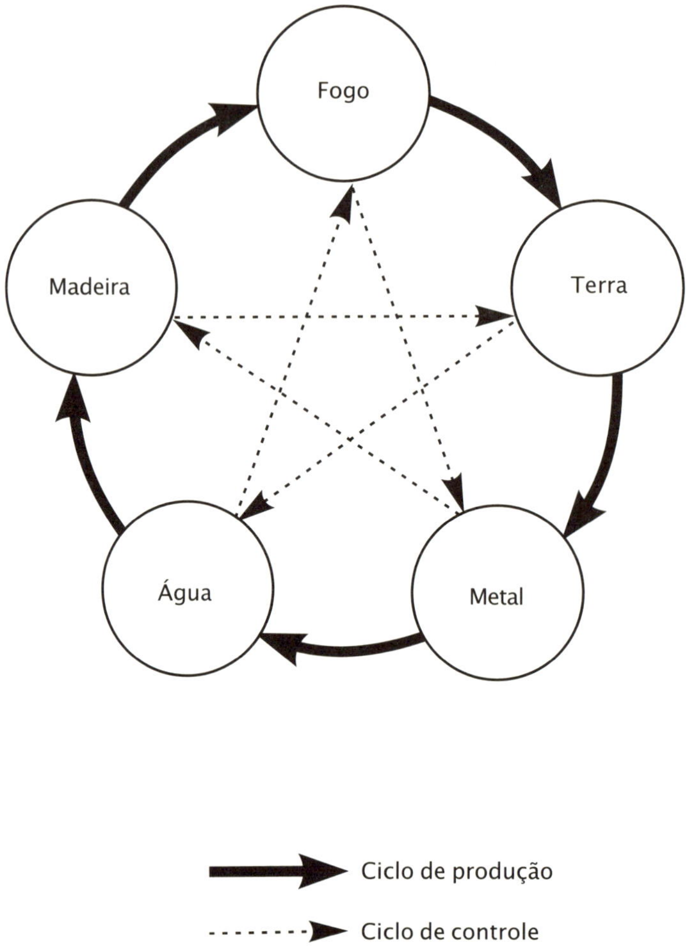

Figura 1: O ciclo dos cinco elementos

Madeira	Fogo	Terra	Metal	Água
Fígado	Coração	Baço	Pulmões	Rins

A ordem segue um ciclo de produção: a água, ao nutrir as plantas, produz a madeira, que alimenta o fogo, que produz a terra, que produz o metal, que, por sua vez, produz água, e assim por diante. Nesta lei de "mãe/filho" de transformação yin/yang, cada movimento gera o movimento seguinte. Os órgãos correspondentes são sujeitos ao mesmo princípio: os rins ("mãe") transmitem a energia ao fígado ("filho"), que se torna, por sua vez, a "mãe" do coração, ao qual então transmitirá energia, e assim por diante.

Também existe um ciclo de controle, cuja função é compensar qualquer excesso ou desequilíbrio entre os vários movimentos. De acordo com esta lei de inibição, a água apaga o fogo, que derrete o metal, que corta a madeira, que detém a terra, que carrega a água (ver Figura 1).

Organização dos Meridianos. Há seis meridianos yang, e os primeiros cinco da lista estão associados aos órgãos ocos. Além disso, um dos dois vasos adicionais primários é yang. Os sete canais yang principais são:

- O meridiano da vesícula (V)
- O meridiano do intestino delgado (ID)
- O meridiano do estômago (E)
- O meridiano do intestino grosso (IG)
- O meridiano da bexiga (Bx)
- O meridiano do triplo aquecedor (TA)
- O Du Mai, ou vaso governante (DM)

Há seis meridianos yin, e os cinco primeiros da lista estão associados aos órgãos principais, ou "sólidos". Do mesmo modo, o outro vaso adicional primário é yin. Os sete principais canais yin são:

- O meridiano do fígado (F)
- O meridiano do coração (C)
- O meridiano do pulmão (P)
- O meridiano do baço (B)
- O meridiano dos rins (R)
- O meridiano do pericárdio (Pc)
- O Ren Mai, ou vaso da concepção (RM)

Os dois vasos extras, Ren Mai e Du Mai, que seguem a linha mediana do corpo, na frente e nas costas, não são ligados a nenhum órgão em particular, mas comunicam-se com a totalidade dos outros meridianos. Cada um dos seis meridianos yang comunica-se com um meridiano associado yin, por meio de um canal de ligação chamado *luo*. Os principais meridianos e vasos são, portanto, agrupados em duplas, da seguinte forma:

- Intestino grosso/pulmão
- Estômago/baço

- Intestino delgado/coração
- Bexiga/rim
- Triplo aquecedor/pericárdio
- Vesícula/ fígado
- Du Mai/Ren Mai

Como Praticar o Qi Gong

O Qi Gong tem quatro propósitos:

- Regular o corpo (com exercícios dinâmicos).
- Regular a respiração (com técnicas respiratórias).
- Regular a mente (com concentração mental sobre a circulação de energia nos meridianos).
- Regular as emoções (com emissão de sons terapêuticos, cujas vibrações influenciam os órgãos internos e o sistema nervoso).

Esses exercícios para prolongamento da vida são preventivos e curativos, e exercem os seguintes efeitos:

- Fortalecem o potencial energético e espalham a energia de modo regular ao longo dos meridianos.
- Melhoram a circulação do sangue.
- Reforçam o sistema imunológico.
- Restabelecem o equilíbrio das emoções e acalmam o córtex cerebral, levando à serenidade.
- Harmonizam a respiração e os movimentos do corpo.
- Aumentam a flexibilidade das articulações.
- Curam distúrbios crônicos.

Regras Básicas

Consistência e Regularidade. Praticar os exercícios durante pelo menos quinze minutos (mais, se possível), todos os dias, sem exceção. É sempre possível achar quinze minutos, especialmente quando se decide mudar de atitude em relação à maneira de viver. Basta pensar: "Tenho tempo para mim mesma." Não se deixe

Tabela 1: Correspondências dos Cinco Elementos					
Elemento	Madeira	Fogo	Terra	Metal	Água
Cor	verde	vermelho	amarelo	branco	preto
Direção	leste	sul	centro	oeste	norte
Clima	vento	calor	umidade	seca	frio
Estação	primavera	verão	*fim das estações	outono	inverno
Órgão Yin	fígado	coração	baço	pulmões	rins
Órgão Yang	vesícula	intestino delgado	estômago	intestino grosso	bexiga
Emoção	ardor	alegria	preocupação	tristeza	ansiedade
Emoção Patológica	ira	excitação excessiva	obsessão	depressão	medo
Faculdade	*Hun* memória	*Shen* inteligência	*Yu* reflexão	*Po* instinto	*Zhi* vontade
Som Terapêutico	"Shu" "Pa"	"Khe" "Haa"	"Hu" "Mei"	"Sss" "Ni"	"Chui" "Hong"
Som Humano	grito	risada	canto	choro	suspiro
Órgão do Sentido	olhos	língua	lábios	nariz	ouvidos
Tecido	tendões, nervos	vasos sangüíneos	carne, músculos	pele, cabelos	ossos, dentes
Olho	íris	cantos dos olhos	pálpebras	esclerótica	pupila
Secreção	lágrimas	suor	saliva	muco	urina
Gosto:	ácido	amargo	doce	picante	salgado
Odor:	rançо	queimado	perfumado	picante	fétido
Cereal	trigo, aveia	milho, amaranto	painço, cevada	arroz	feijão
Animal Doméstico	frango	ovelha	boi	cavalo	porco
Planeta	Júpiter	Marte	Saturno	Vênus	Mercúrio

* Os últimos dezoito dias de cada estação

distrair ou bloquear por sua família ou amigos. Mais tarde eles ficarão agradecidos por ver que você está mais serena e expansiva.

Paciência e Fé. Você notará melhoras após um ou dois meses de prática, às vezes até menos. Persevere! Deixe de lado as dúvidas, pois os exercícios serão mais eficazes se realizados sem ceticismo. Não se apresse; é melhor fazer um exercício calmamente do que dez de uma vez, apressadamente.

Silêncio e Concentração. Para conseguir calma interior, é importante estar centrada. Caso se sinta nervosa, faça primeiro o exercício explicado no Capítulo 3, ou um ou dois dos exercícios de abertura dos meridianos, que são explicados no Capítulo 4. *Não* permita que a interrompam ou distraiam (um aviso de *Não Perturbe* na porta pode ser útil); não atenda ao telefone. Escolha um lugar e um horário adequados, um local arejado e sossegado, e transforme esta prática diária em um momento precioso. Antes de começar, tome um banho e vista roupas confortáveis. Calce sapatilhas de algodão – ou, pelo menos, sapatos sem solas de borracha ou de plástico, pois esses materiais impedem a passagem de íons. Afaste-se de todos os pensamentos que possam distraí-la e concentre-se no ritmo de sua respiração. Sinta-se ancorada à terra. Se possível, pratique ao ar livre para absorver melhor as energias cósmicas e terrenas.

Acupuntura/Moxa/Acupressão

A acupressão digital, pressão dos dedos sobre pontos sensíveis dos meridianos chineses, é uma forma suave de acupuntura e é mais antiga que a acupuntura, técnica pela qual se inserem agulhas na pele para estimular os mesmos pontos. Ainda antes da descoberta dos meridianos, os chineses da era neolítica praticavam uma forma rudimentar de acupressão, usando pequenas barras de pedra cônicas que os arqueólogos descobriram em tumbas dessa época remota.

Os pontos-chave do corpo, os "pontos do pulso" da saúde, foram descobertos empiricamente por xamãs, os sacerdotes e curadores do mundo antigo. Esses xamãs haviam observado que certos pontos delicados sob a pele correspondiam, invariavelmente, a certas doenças, e que, massageando esses pontos, eles podiam aliviar não apenas desconfortos localizados, mas as próprias doenças. Tendo mapeado esses pontos sensíveis, os curadores perceberam que as mensagens produzidas pela pressão em cada ponto eram transmitidas ao ponto seguinte, ao longo de um canal invisível que, finalmente, levava a um órgão interno, cuja atividade poderia, dessa forma, ser estimulada ou moderada.

Os primeiros esboços do sistema de meridianos foram esculpidos em cascos de tartarugas, criaturas simbólicas da longevidade. Esses cascos esculpidos datam do século XV a.C. Onze séculos mais tarde, completaram-se as bases da acupuntura, compiladas em um manual na época em que a China foi unificada pelo imperador Huang Ti, cujo famoso mausoléu, guardado por um exército de figuras de terracota, é agora atração turística em Xi'an. Este desumano governante classificou o trabalho como "o clássico estudo do imperador sobre a medicina interna" e entregou às chamas todas as versões anteriores à sua ascensão ao trono – em particular os textos confucianos, que achou muito "liberais".

Naquela época, os médicos já usavam agulhas de metal em séries de diferentes comprimentos, às vezes feitas de prata ou ouro, os metais "reais" ou "nobres". Hoje, as agulhas de ouro continuam sendo preferidas para a cura de infecções, uma vez que o ouro, considerado yin, "frio", tem a capacidade de reduzir o calor da infecção.

Sendo enfiadas na pele, de modo a perfurar o ponto nevrálgico do meridiano (produzindo às vezes uma reação dolorosa, como um choque elétrico), as agulhas são manipuladas e giradas de várias maneiras, dependendo do tipo de efeito que se deseja, estimulante ou calmante, aumento ou dispersão de energia. As pontas das agulhas também podem ser aquecidas, usando-se uma vareta quente da erva medicinal moxa.

Moxa é o nome japonês para uma variedade de artemísia, também chamada de *mugwort* chinês, uma erva que geralmente é enrolada em um pedaço de papel fino a fim de criar um tipo de charuto grande que queima muito vagarosamente. A moxa pode ser usada mesmo sem agulhas para aquecer os pontos de acupuntura, a uma distância de um centímetro da pele. Segundo a lenda, o uso terapêutico do calor foi descoberto por um mandarim que adormeceu em cima de uma pedra aquecida em uma fogueira e foi curado da dor que sentia nas costas. Depois disso, tornou-se comum o uso de pequenas varetas de madeira incandescente, e então, no século XVII a.C., o uso de artemísia ou moxa. Pacotes de moxa podem ser encontrados em lojas de ervas e no bairro chinês de muitas cidades.

A acupressão digital (ou reflexologia), massagem dos pontos dos meridianos correspondentes a todos os órgãos internos, foi descoberta mais tarde e transformada em um sistema funcional, na época dos imperadores Ming, no século XIV a.C. Faz parte da ciência mais ampla da massagem, que não é um ramo menor da medicina chinesa, mas uma prática terapêutica usada em hospitais por médicos famosos, que têm obtido bons resultados na cura até das doenças mais graves.

Precauções no Uso da Acupressão

Ao procurar os pontos certos para pressionar, lembre-se de que eles geralmente são delicados, até doloridos sob pressão, não sendo, portanto, difícil identificá-los com a ajuda dos diagramas. Para localizá-los em relação às feições anatômicas, usam-se certas medidas específicas: a *palma,* a largura de sua própria mão cruzando as articulações do segundo dedo; e a *distância* (também conhecida como *cun*), medida pela largura de seu polegar, em sua articulação superior (também o comprimento da articulação mediana do terceiro dedo). A palma é igual a três distâncias, ou cuns (ver Figura 2).

Na maioria dos meridianos, os pontos vêm aos pares e são simétricos, especialmente no rosto, nas costas e nos membros. Devemos massagear esses pares ao mesmo tempo, usando ambas as mãos. Naturalmente, quando os pontos são localizados nos braços e mãos, massageamos primeiro um – o esquerdo para homens e o direito para mulheres – e depois o outro. Os meridianos especiais não têm par, por isso pressionamos apenas um ponto de cada vez. Neste livro tratamos especialmente do Ren Mai e do Du Mai, os dois meridianos que seguem a frente e as costas do eixo central do corpo.

Em geral, você fará uma *massagem circular* com a ponta do indicador no ponto indicado, continuando por cerca de dois minutos. Mais tarde, como explicarei, será necessário *dar pancadinhas* no ponto, com o dedo ou com uma barrinha redonda. Outras vezes, *baterá* na pele com a palma da mão, para cima e para baixo.

Com a ajuda da acupressão, um grande número de pequenos problemas pode ser resolvido fácil e inocuamente, sem agulhas e sem remédios que prejudiquem o corpo. Esses métodos de cura também podem ser aplicados às crianças. Naturalmente, doenças mais complexas exigem o diagnóstico de um médico.

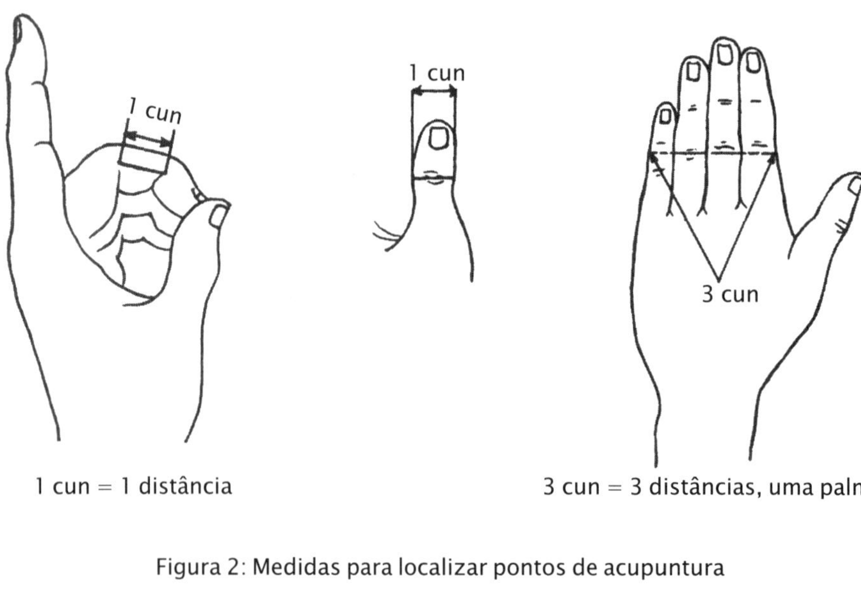

1 cun = 1 distância

3 cun = 3 distâncias, uma palma

Figura 2: Medidas para localizar pontos de acupuntura

1
Vitalidade Exuberante

Você está apática e exausta? Como pode sacudir essa letargia e readquirir sua energia rapidamente? Eis alguns exercícios rápidos e fáceis que pode usar para ajudá-la durante o dia.

A Saúde na Ponta dos Dedos
(Mínimo de cinco minutos)

Este primeiro exercício é muito valioso. Serve para estimular e equilibrar as principais funções do corpo. Faça-o com regularidade e terá uma vida longa.

Você pode fazê-lo em qualquer momento e lugar: no ônibus, no cinema, na frente da TV. Caso sofra de insônia, repita-o na hora de dormir. Faça-o para relaxar, sempre que se sentir nervosa, quando estiver com frio ou cansada. Seus efeitos sobre a saúde são imensuráveis. Se o seu sangue foi analisado recentemente, repita a análise depois de três meses fazendo este exercício e verá a prova da melhora.

O exercício é fácil. Com o polegar e o indicador de uma mão, pressione ou aperte as pontas dos dedos da outra mão. Esta pressão melhora a circulação da energia ao longo dos seis canais de acupuntura que terminam nos cinco dedos. Os monges tibetanos aplicam uma técnica semelhante para manter sua força nas grandes altitudes. Durante as orações, eles pressionam as contas de um rosário entre os dedos, seguindo um curso determinado. Ao mesmo tempo, combinam a respiração com o ritmo dos momentos de pressão, entoando um mantra.

Embora o exercício possa parecer monótono no início, logo irá conquistá-la, pois você sentirá benefícios *imediatos*, o que não acontece com a prática da maioria dos outros exercícios chineses, cujos efeitos são sentidos apenas após um certo período de tempo.

Mulheres. Inicie o exercício na mão direita. Aperte o dedo mindinho 29 vezes (ou se você tem mais tempo e quer ir mais rapidamente, 39 ou 49 vezes – até 99 vezes). Depois pressione o dedo médio em seguida o polegar. Aperte cada um desses dedos o mesmo número de vezes. Depois pressione o anular em seguida o indicador, 30 a 100 vezes.

Mude para a mão esquerda e pressione 29 a 99 vezes, primeiro o polegar, depois o dedo médio, em seguida o mindinho. Pressione o indicador, depois o anular 30 a 100 vezes. Todos os dedos da mão esquerda devem ser pressionados o mesmo número de vezes que os dedos da mão direita (ver Figura 3).

Homens. Pressione os dedos de cada mão na mesma seqüência indicada para as mulheres, mas comece com a mão *esquerda* (polegar, dedo médio, dedo mindinho, indicador, anular). Passe para a mão *direita* (mindinho, médio, polegar, anular, indicador).

Antes de iniciar, estique-se e ache uma posição confortável. Aplique pressão quando expirar, calma e ritmicamente, e libere a pressão quando inspirar. Mantenha um ritmo regular e natural. Conte. Tente "unificar mente e corpo", como dizem os chineses. Concentre-se no que está fazendo. Imagine o fluxo de energia surgindo da

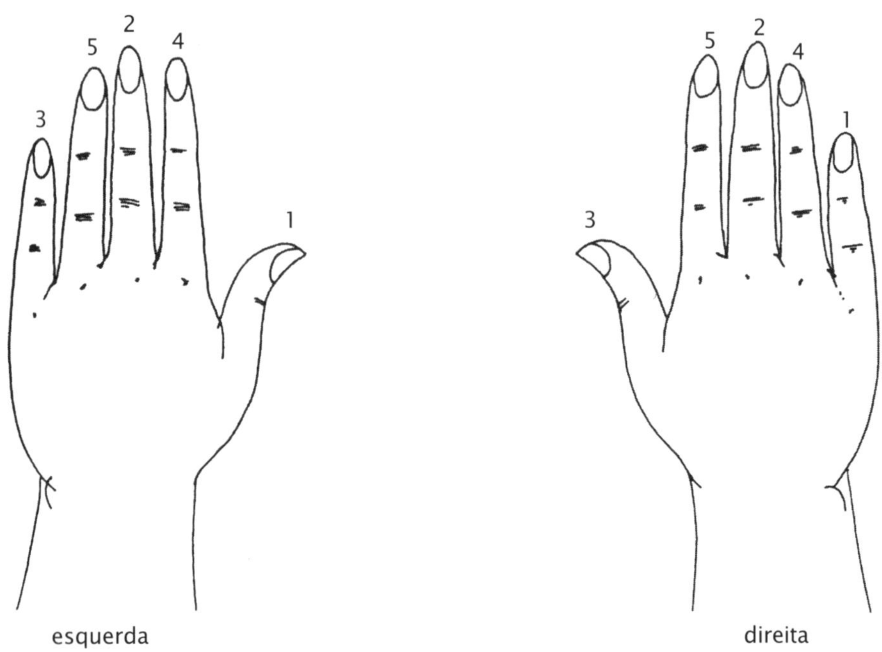

Figura 3: Saúde na ponta de seus dedos

ponta de seus dedos, ao longo de seus braços e entrando em seu peito. Se preferir, a fim de não se distrair com pensamentos fortuitos, feche os olhos e, ao contar, visualize mentalmente cada número. Relaxe. Não ceda ao nervosismo; não force. As coisas saem melhor quando não as forçamos.

Comece pressionando cada dedo 29 ou 30 vezes. Aumente rapidamente para 39 ou 40 repetições no mínimo. Se tiver tempo e desejo, faça mais. Lembre-se: é melhor limitar-se a 29 ou 30 vezes do que pular totalmente o exercício um dia. Também é melhor exercitar-se brevemente duas vezes por dia do que esperar o momento certo para uma longa série.

Você pode ensinar este exercício às crianças. Se elas forem muito pequenas, você poderá pressionar seus dedinhos vagarosamente, e, nesse caso, sem tentar combinar a pressão com a respiração. Veja essas crianças crescerem fortes, saudáveis e robustas!

Os Nove Pontos da Juventude
(Dez minutos)

Pressionar esta série de nove pontos específicos de acupuntura é um tratamento rápido como um raio contra a exaustão e o nervosismo. Pode ser feito em qualquer lugar: no escritório, no ônibus, enquanto assiste a um filme. Praticado diariamente, sem dúvida evitará um certo número de doenças. É aconselhável primeiro massagear cada um dos nove pontos de maneira circular e depois pressioná-los cerca de 30 vezes com a ponta do dedo ou com a ponta arredondada de uma varetinha ou lápis. Esses pontos são os seguintes:

1. *Baihui* (20 DM): no topo da cabeça, onde passa a linha imaginária ligando as pontas das orelhas (ver Figura 8). *Baihui* estimula a circulação da energia no cérebro.

2. *Yintang* (1 Ext): entre as sobrancelhas (ver Figura 4). *Yintang*, um dos pontos extras não considerados parte de um meridiano, é muito útil para aliviar dores de cabeça, portanto você deve apertar este ponto entre dois dedos.

3. *Renzhong* (26 DM): abaixo do nariz, caminho entre o nariz e os lábios (ver Figura 4). Este é um ponto fortalecedor, útil até para desmaios ou mal súbito, pois restaura os sentidos da pessoa. A pressão sobre o *Renzhong* também aumenta a resposta sexual na mulher.

Esses primeiros três pontos estimulam o meridiano frontal Ren Mai e o meridiano dorsal Du Mai.

4. *Tiantu* (22 RM): na concavidade encontrada na base do pescoço, entre as protuberâncias da clavícula (ver Figura 4). *Tiantu* estimula a tireóide e previne asma, tosses e dores de garganta.

5. *Yongquan* (1 R): debaixo do arco do pé (ver Figura 5). *Yongquan*, ou "a fonte borbulhante de energia" tem esse nome por causa de uma crença antiga de que a energia da terra é absorvida pela sola do pé exatamente nesse ponto, no arco do pé. Esta crença explica por que os mestres chineses preferem se exercitar nos parques e jardins, onde a energia da terra é mais acessível. *Yongquan* é um ponto muito eficaz. Faz baixar a pressão sangüínea, alivia tensões nas vértebras lombares e no plexo solar e é também eficaz no tratamento de enxaquecas, náusea, choque e convulsões infantis. Após aplicar a acupressão, massagear fortemente a sola do pé, para cima e para baixo, com a palma da mão. Você irá sentir-se descontraída e renovada.

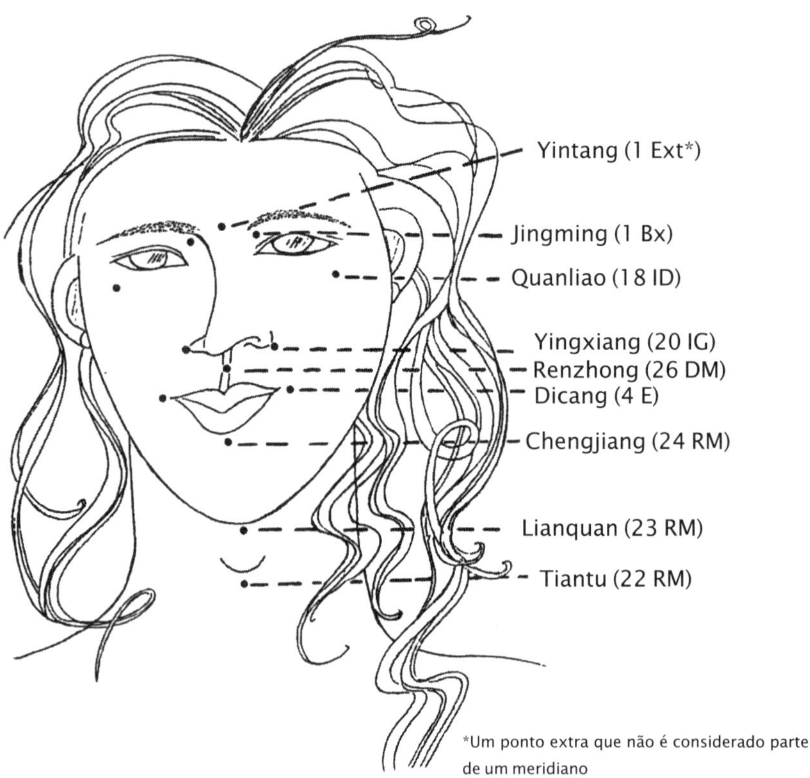

Figura 4: Os pontos do rosto

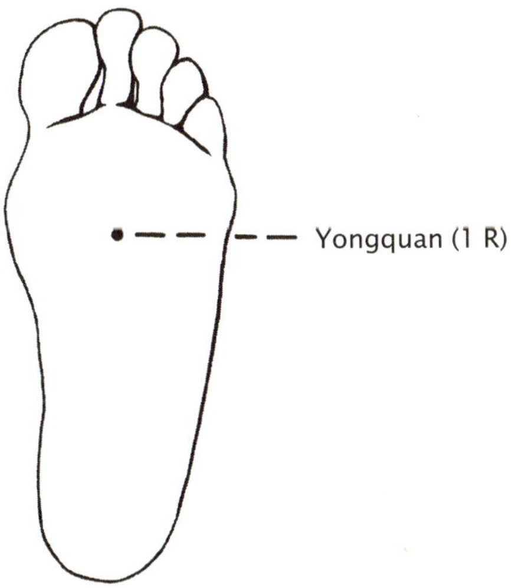

Figura 5: A sola do pé

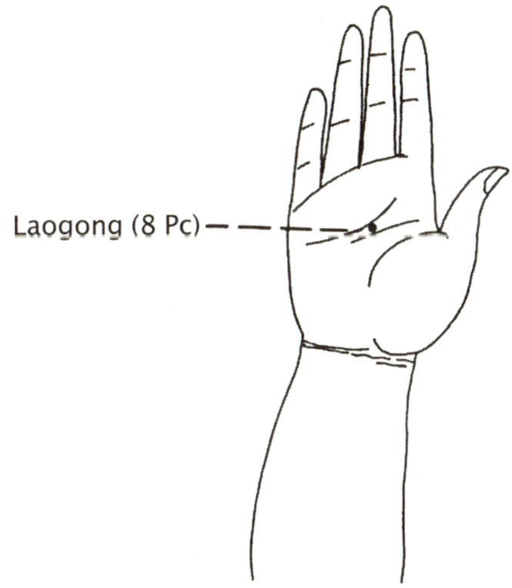

Figura 6: A palma da mão

6. *Laogong* (8 Pc): localizado sob a ponta do dedo médio, quando o dedo está dobrado sobre a palma da mão (dobrar as três articulações). Também conhecido como "palácio do cansaço", acalma a tensão nervosa e reforça o sistema imunológico (ver Figura 6).

7. *Tanzhong* (17 RM): localizado no esterno, no nível dos mamilos, é delicado quando pressionado (ver Figura 7). Esta é a zona do timo, a glândula que controla o sistema imunológico e que, na China, é associada à longevidade. Também, segundo a medicina chinesa, é o centro da emoção. Com o punho fechado, bater suavemente nessa zona, descendo pelo esterno, da base do pescoço ao ponto *Tanzhong*, como quando se faz *mea culpa, mea culpa.* Este exercício acalma a asma e estimula os pulmões e os brônquios. Também reduz a ansiedade; experimente-o quando sentir que seu coração está "saindo pela boca".

8. *Mingmen* (4 DM) é conhecido como a "porta da vida" (ver Fotos 1 e 2). Fica localizado na coluna vertebral no nível da segunda vértebra lombar, na cintura (ver Figura 8). Para estimular este ponto, massageie-o com os punhos fechados, da seguinte forma: carregue seus punhos de energia esfregando-os um no outro; depois, curvando-se ligeiramente para frente, bata-os ao longo de duas linhas paralelas, cerca de dois dedos de distância da espinha, tamborilando sobre toda a zona inferior das costas, para cima e para baixo, acima e abaixo do ponto *Mingmen.* Depois faça o mesmo no osso sacro. Para terminar, aqueça as palmas das mãos, esfregando-as

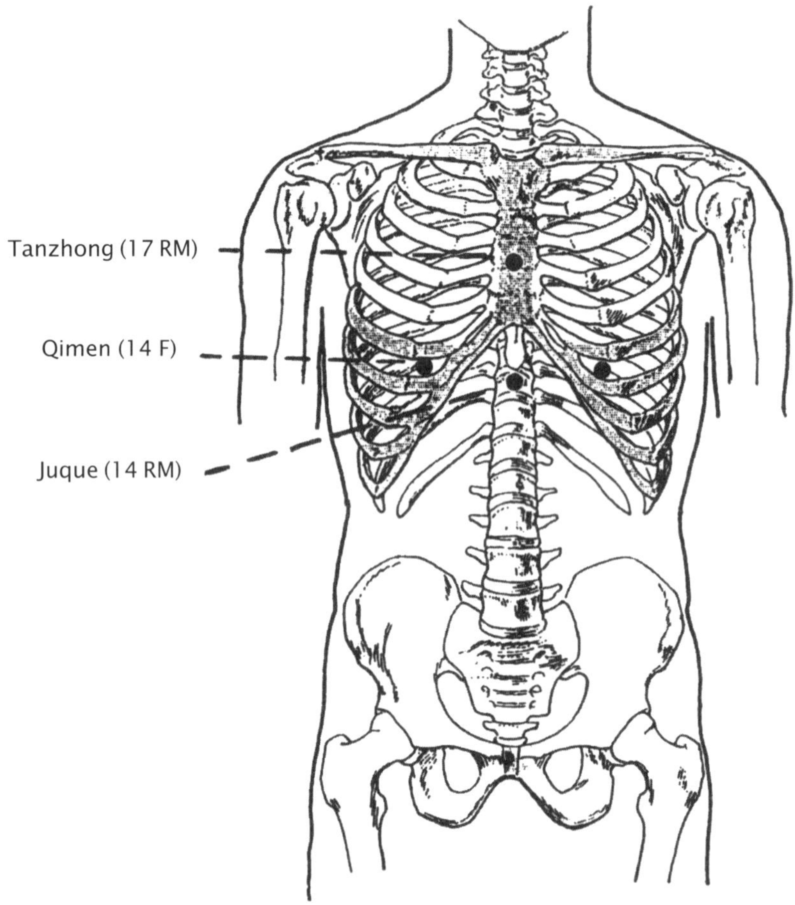

Figura 7: Alguns pontos ao redor do esterno

uma na outra, e depois massageie vigorosamente a área dos rins, para cima e para baixo, por cerca de três minutos.

Seus rins são filtros. Se muitas toxinas estiverem circulando em seu corpo, os rins não conseguirão eliminar todo o material inútil, que então se acumulará e começará a criar obstruções, alta pressão sangüínea e pedras nos rins. Tamborilar com os punhos nesta área solta os sedimentos e ajuda sua eliminação. Este exercício também é útil para outros problemas: menstruação irregular, lumbago, ciática, hemorróidas, fadiga crônica e impotência nos homens. De acordo com a medicina taoísta, os rins são o receptáculo do precioso qi, especialmente a energia sexual,

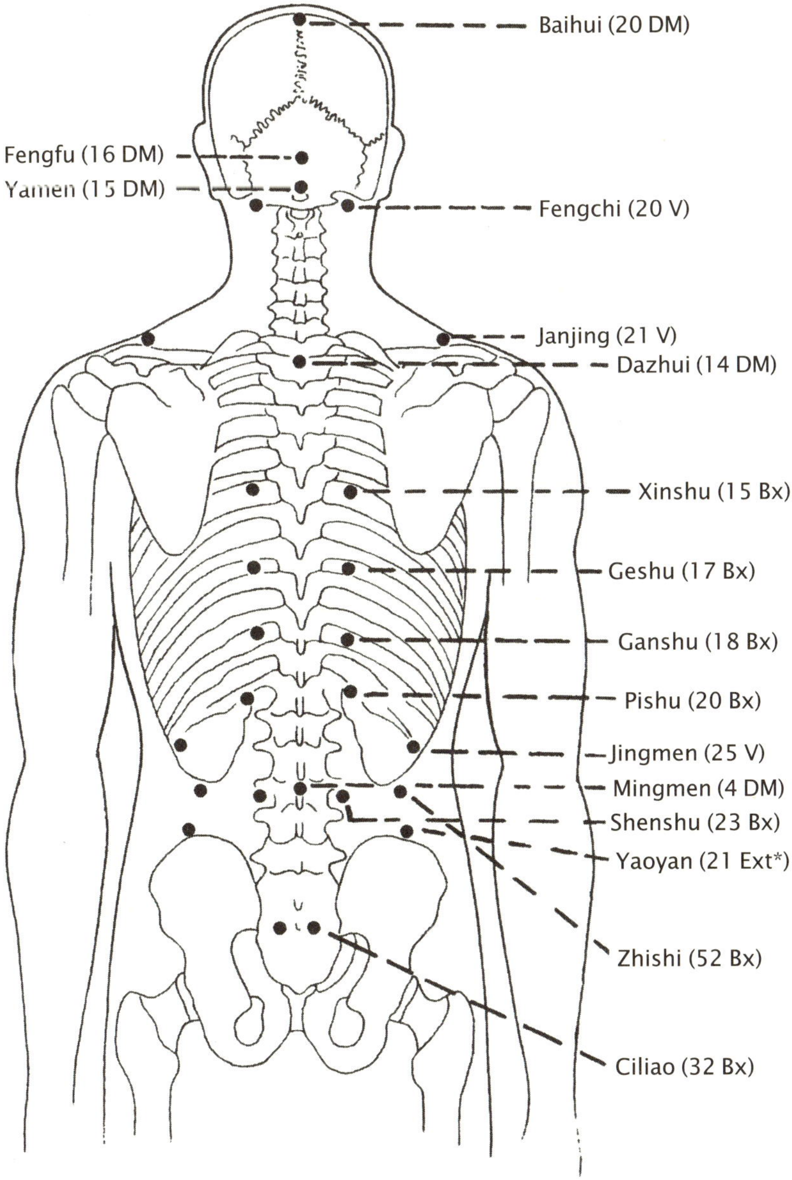

* Um ponto extra que não é considerado parte de um meridiano

Figura 8: Alguns pontos nas costas

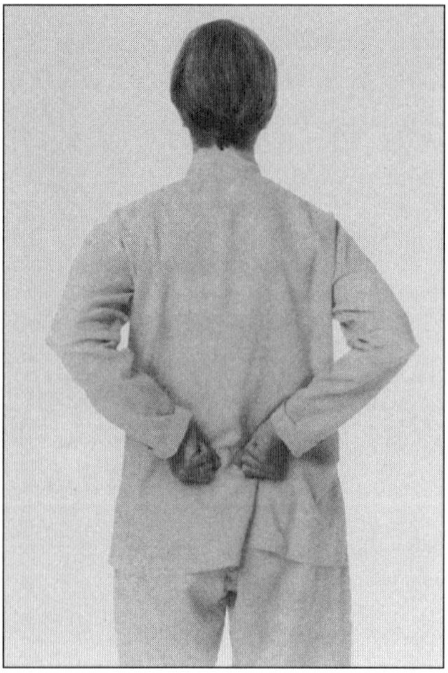

Foto 1

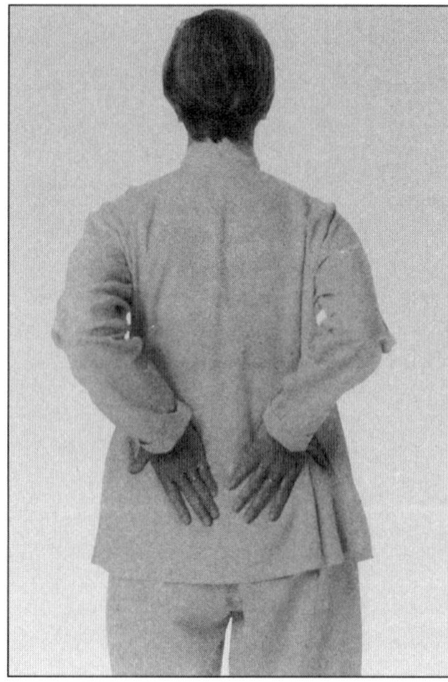

Foto 2

sendo, portanto, a "porta da vida". O sacro também é importante, porque está ligado, pelo cordão espinhal, ao cérebro.

9. O *Dantian* é conhecido como "campo de cinabre" e está localizado no centro do baixo ventre, entre o umbigo e o osso púbico (ver Figura 9 e Foto 3). Segundo a tradição taoísta, esta é a área estratégica por excelência, o lugar em que o qi é armazenado. Esfregue as palmas das mãos uma na outra até as aquecer e então as coloque (primeiro a mão direita, coberta pela esquerda, para as mulheres; esquerda primeiro, coberta pela direita, para os homens) sobre o estômago, abaixo da caixa torácica. Massageie todo o abdome em círculo, no sentido horário, descendo pouco a pouco do estômago para o baixo ventre ou virilha. A zona do *Dantion* deve ser massageada em sentido horário cerca de 30 vezes, o que ajuda em casos de constipação (intestino preso); para diarréia, massagear a área em sentido anti-horário.

Concentre sua atenção nos vários órgãos que está massageando e visualize a energia que está espalhando para eles. Esta massagem é uma cura milagrosa para muitos distúrbios. Regula os intestinos e estimula o fígado, o estômago, o apetite e a digestão, além de melhorar a produção de hormônios.

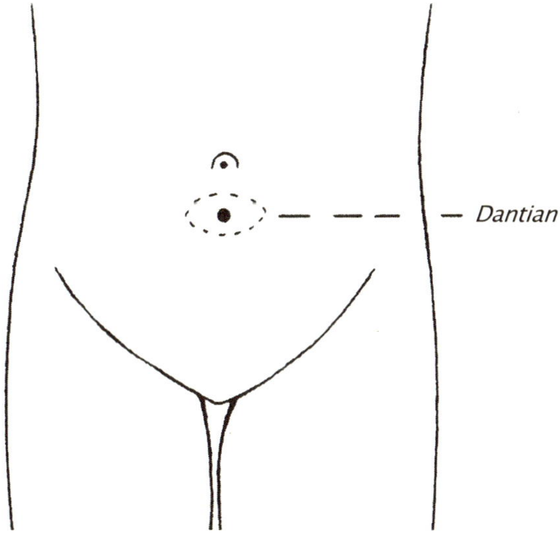

Figura 9: O *Dantian*

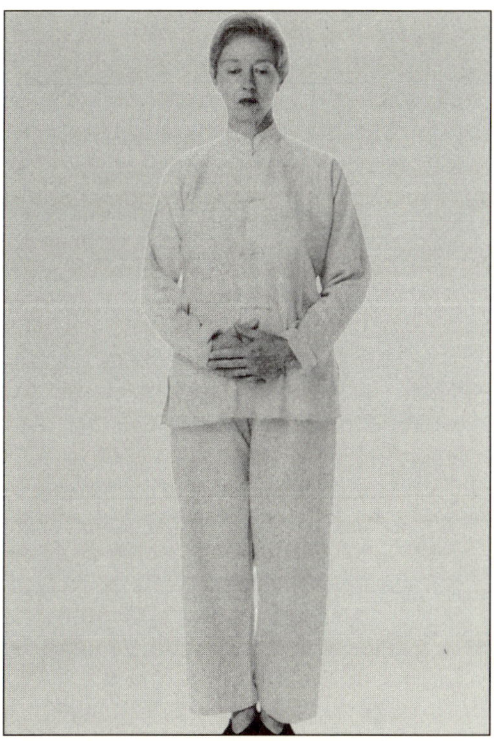

Foto 3

"Lançando os Punhos com um Olhar Feroz"
(Oito minutos)

Este é o sétimo exercício da série "oito pedaços de brocado"(ver Fotos 4 a 8). Tem um efeito fortalecedor benéfico no qi do fígado e nos olhos e músculos. Também estimula o córtex cerebral e o sistema nervoso autônomo. É particularmente indicado antes de se enfrentar uma situação de conflito ou para restaurar a energia quando se está exaurido.

Assuma a posição de um cavaleiro com os joelhos bem dobrados e os punhos fechados nos quadris (as costas da mão devem estar voltadas para baixo).

Ao inspirar, cruze os braços na frente do peito (o braço direito deve estar junto ao corpo), enquanto estica as pernas.

Ao expirar, estique o braço direito e dê um soco para a direita, enquanto o punho esquerdo volta à posição original, no alto do quadril esquerdo. Ao mesmo tempo, dobre os joelhos tanto quanto possível, vire a cabeça para a esquerda e olhe naquela direção com um olhar feroz e ameaçador.

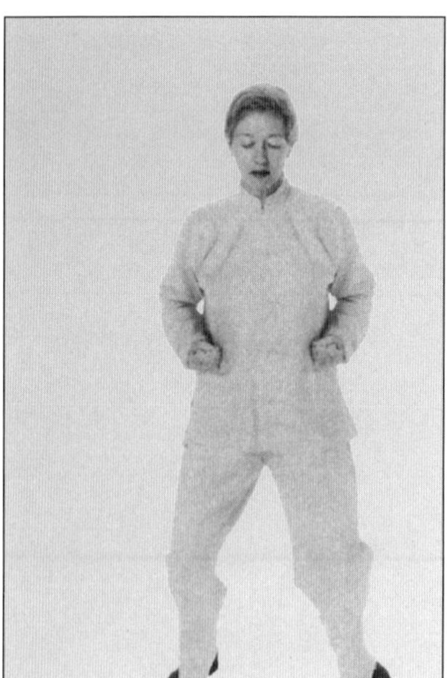

Foto 4

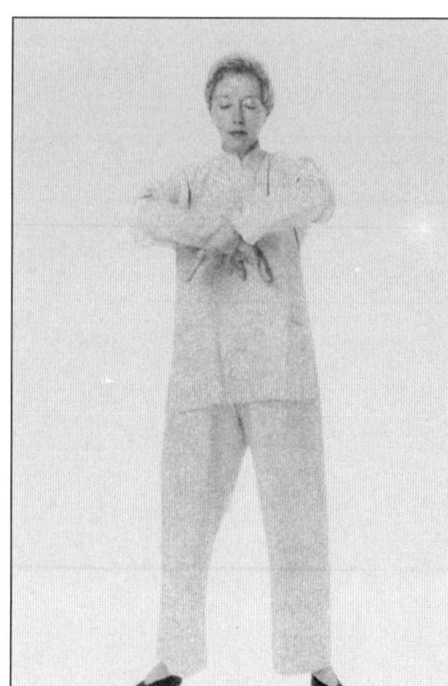

Foto 5

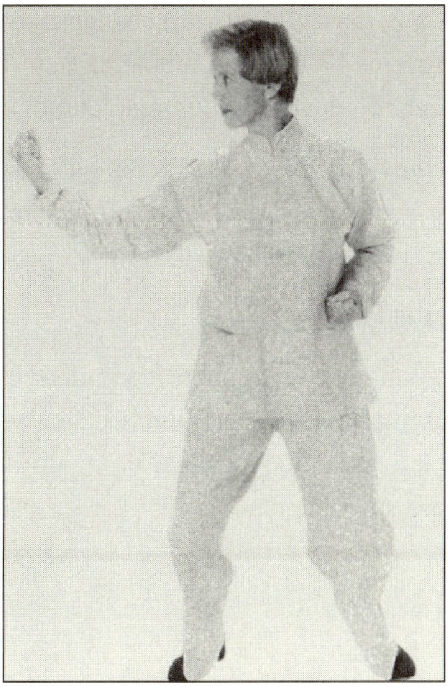

Foto 6

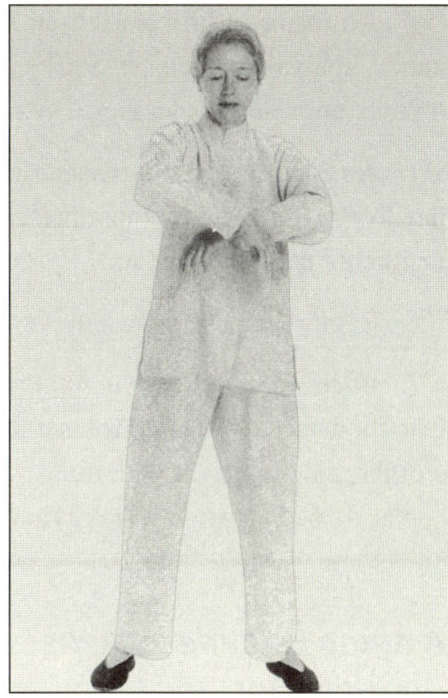

Foto 7

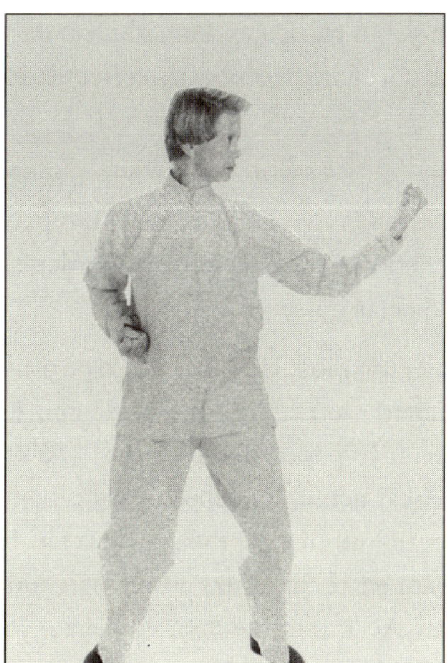

Foto 8

Ao inspirar, libere a tensão nos olhos e nos músculos dos braços, abra os punhos, abaixe os braços, estique as pernas e cruze os braços novamente na frente do peito, com suavidade. Desta vez, o braço esquerdo deve estar junto ao corpo.

Ao expirar, repita a mesma seqüência de movimentos para a direita, ou seja, quando flexionar os joelhos, estará dando um soco para a esquerda e olhando ferozmente naquela direção.

Repita este exercício oito vezes para cada lado.

Foco. Concentre-se na contração de seus músculos, na intensidade de seu olhar enquanto expira e no relaxamento dos músculos enquanto inspira. Mantenha os ombros descontraídos durante todo o exercício e incline a pélvis de modo a apontar o cóccix para frente e evitar que as costas se arqueiem.

"A Águia Estende as Asas"

(Cinco minutos)

Este é o quinto exercício da série Wudang (ver fotos 9 a 13). Ele abre tanto a energia yin quanto a yang dos braços e traz harmonia à circulação de energia entre os meridianos dos braços e pernas. É ótimo também para aliviar dores nas articulações do ombro. É incrivelmente eficaz para combater a fadiga, uma vez que a rotação dos ombros estimula um ponto particular do meridiano da vesícula, o *Jianjing* (21 V), e esse estímulo exerce um efeito benéfico nas correntes de energia dos meridianos do fígado e da vesícula.

Uma das várias funções do fígado é fazer fluir livremente os movimentos do qi no corpo, de modo que esses movimentos ajudem o baço, o coração, os rins, o estômago e os pulmões. Este exercício é, portanto, particularmente útil quando o qi do fígado está bloqueado pelas emoções.

Quando inspirar, dê um passo à frente com o pé esquerdo, mudando o peso do corpo para a perna esquerda dobrada. Ao mesmo tempo, levante o braço esquerdo esticado, com a palma da mão para cima, na direção de seu pé esquerdo, e leve-o para uma posição vertical acima da cabeça. Neste ponto, ao expirar, mude o peso do corpo para a perna direita dobrada e abaixe o braço esquerdo, com a palma da mão voltada para baixo, atrás das costas, virando a cabeça para seguir o movimento com o olhar. Ao mesmo tempo, comece a levantar o braço direito (com a palma da mão voltada para cima), de modo que seus braços formem uma linha reta.

Mude o peso do corpo para frente, para o pé esquerdo novamente, enquanto levanta o braço direito acima da cabeça. Ao expirar, mude o peso do corpo para a perna direita dobrada e abaixe o braço direito, com a palma da mão voltada para baixo, atrás das costas, enquanto levanta o braço esquerdo, com a palma da mão voltada para cima, até que os braços formem uma linha reta. Somente o movimento do braço esquerdo, quando você dá um passo para frente do lado esquerdo, e do braço direito, quando dá um passo para a direita, devem ser seguidos pelo girar da cabeça e o olhar direto.

Faça esta rotação oito vezes seguidas, tão leve e graciosamente quanto possível. Quando tiver terminado a oitava rotação, repita a mesma série de movimentos à direita, começando desta vez com um passo à frente com o pé direito e continuando dali.

Foco. Enquanto inspira, concentre-se no dedo mindinho e depois no polegar; enquanto expira, concentre-se no ponto *Laogong* (8 Pc), localizado no centro da palma da mão que está abaixando às suas costas.

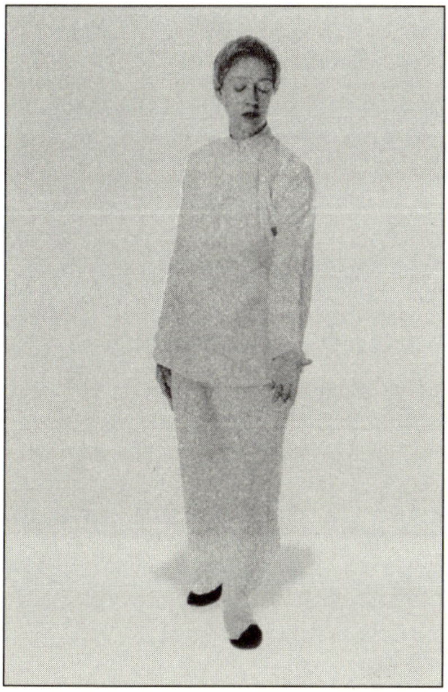

Foto 9

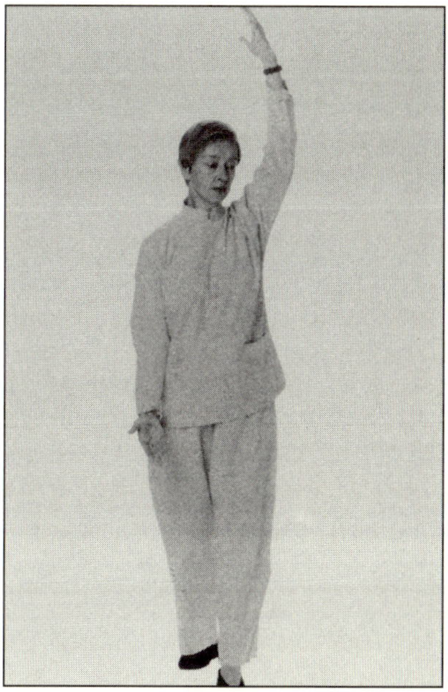

Foto 10

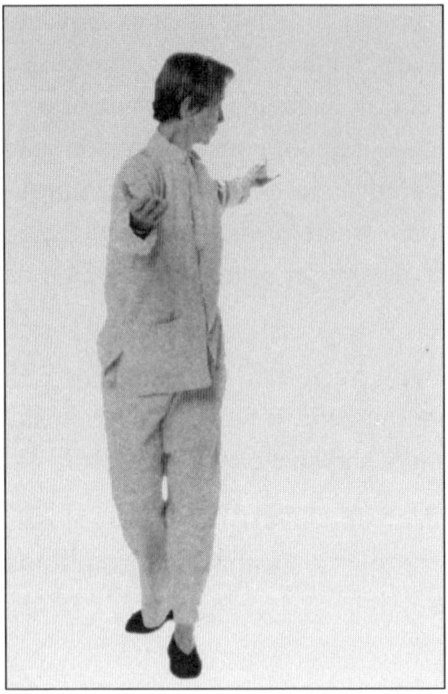

Foto 11

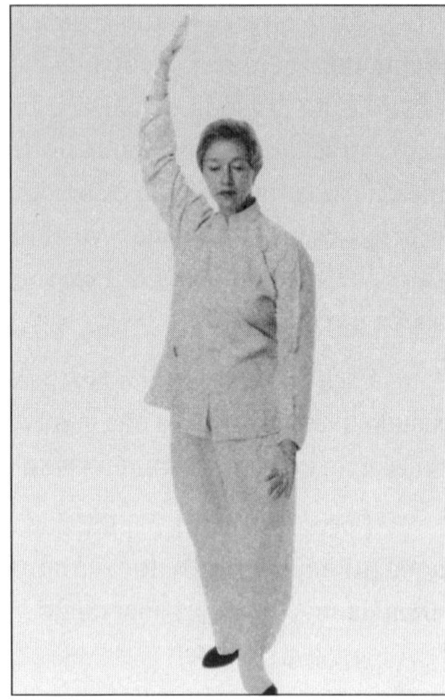

Foto 12

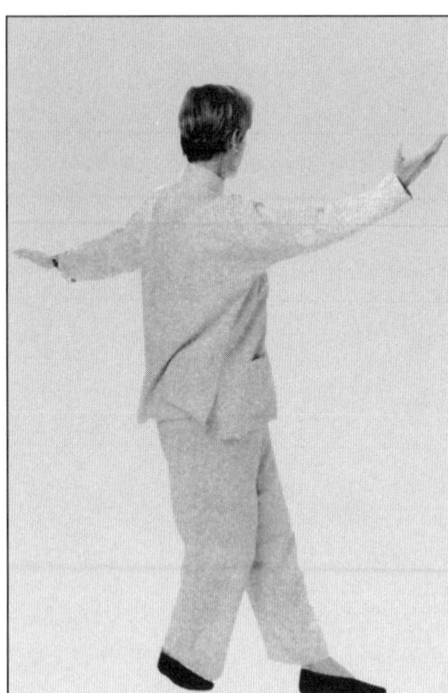

Foto 13

2
Bela e Magra

Saudável = bela, bela = saudável. Os praticantes da tradicional medicina chinesa não fazem distinção entre estética e saúde. Eles sabem como melhorar o aspecto exterior de um paciente, restabelecendo o equilíbrio energético nos órgãos internos e, vice-versa, como melhorar a saúde do paciente por meio de tratamentos estéticos eficazes. Quando desejam fazer desaparecer as rugas, manchas da idade, bolsas sob os olhos ou músculos frouxos, agem sobre os meridianos que ligam a pele, os olhos e os músculos à fonte interna de seus problemas, isto é, eles tratam tanto os sintomas quanto as causas. Portanto não se surpreenda por eu sugerir que você use estes exercícios de "beleza" para resolver também outros problemas mais sérios. O primeiro exercício, por exemplo, tonifica os músculos faciais e evita rugas, mas também, ao estimular os muitos meridianos que passam pelo rosto, melhora a visão e a audição e alivia dores de cabeça. Os médicos tradicionais chineses se interessam também pelo estado do espírito. Eles nos aconselham a permanecer calmos para o bem de nosso corpo e ajudam-nos a redescobrir a serenidade com seus exercícios para uma boa saúde e beleza, acompanhados de massagem e técnicas de respiração, concentração mental e auto-sugestão para relaxar e expandir os nervos e a mente.

Devemos fazer cada uma das seguintes massagens e exercícios pelo menos dez vezes seguidas. Os pontos devem ser pressionados ou, melhor ainda, massageados em movimento circular.

O Qi Gong Contra as Rugas: Massageando o Rosto

Eis um rápido exercício, que pode ser praticado sempre que se sentir cansada, em qualquer lugar e em qualquer hora do dia.

Com a ponta da língua encostada no palato, inspire profundamente enquanto esfrega as palmas das mãos uma na outra por cerca de um minuto ou até que elas esquentem.

Pressione os olhos fechados com as palmas das mãos durante 10 segundos, mais ou menos, expirando e focalizando a energia e o calor que estão penetrando em seus olhos. Depois, com as mãos descansando em qualquer lado do nariz, massageie ligeiramente o rosto, partindo do nariz para as orelhas, imaginando que sua pele está se tornando cada vez mais macia. Segundo a médica que me ensinou esses exercícios, Grace Yu, uma mulher de Xangai de 60 anos e aparência de 40, é extremamente importante convencer-se da eficácia do tratamento.

Em seguida, dê batidinhas no rosto, massageando-o com as palmas, do queixo à raiz dos cabelos, seu dedo médio trabalhando os lados do nariz de baixo para cima. Quando as pontas de seus dedos tocarem seu cabelo, separe as mãos e massageie ao longo da linha do cabelo, descendo pelas têmporas, na frente das orelhas e ao longo da mandíbula. Quando alcançar o queixo novamente, terá massageado todo o perímetro externo do rosto.

Repita esta massagem 18 vezes, ativando a circulação do sangue, equilibrando as funções das glândulas sebáceas e melhorando o metabolismo das células. A eficácia do exercício torna-se ainda maior se, como os chineses, você visualizar mentalmente o caminho da energia vital qi, que começa na zona do *Dantian* (no centro do abdome, três dedos abaixo do umbigo, dentro do ventre – ver Figura 9), e seguir subindo ao longo da parte mediana do torso até a clavícula, onde se ramifica a fim de fluir para os braços até alcançar o centro das mãos. Com exercícios regulares, você irá sentir uma sensação agradável de calor.

Testa. Com os indicadores e os dedos médios das duas mãos unidos, massageie a parte central de sua testa, de baixo para cima, do ponto *Yintang* (1 Ext, ver Figura 4) para a linha do cabelo. Em seguida, massageie partindo do centro da testa em direção às têmporas, movendo ao longo das sobrancelhas. Finalmente, massageie o ponto *Tayiang* (3 Ext, ver Figura 10), localizado na ponta externa das sobrancelhas, na concavidade das têmporas. Faça isto nove vezes, trabalhando circularmente na direção da linha do cabelo. Esta massagem também é útil para dores de cabeça e cansaço.

Nariz. Esfregue os lados do nariz para cima e para baixo, usando os indicadores, o que evitará ou atenuará as rugas que se formam em ambos os lados do nariz; também é bom para curar gripes e crises de sinusite. Massageie os pontos *Yingxiang* do centro para os lados (20 IG, nos lados das narinas – ver Figura 4).

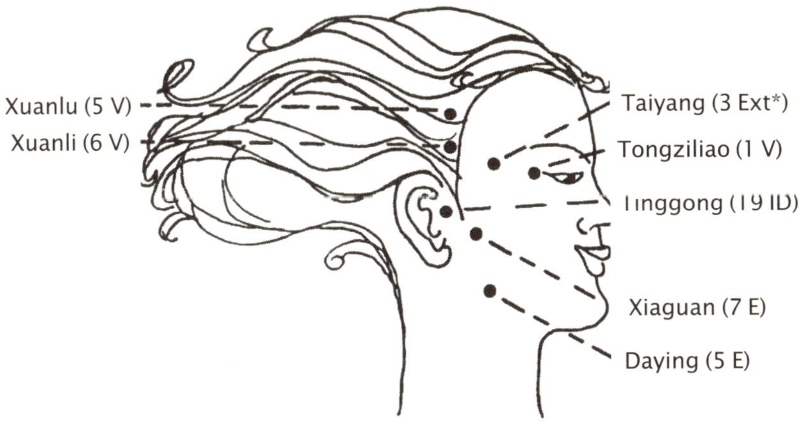

* Um ponto extra não considerado parte de um meridiano

Figura 10: Os pontos do rosto (perfil)

Queixo. Segure o queixo entre o polegar e o dedo médio e aperte 20 vezes. Seu polegar deve estar posicionado na concavidade acima do ponto do pomo de Adão (ponto *Lianquan*, 23 RM) e seu dedo médio bem acima da covinha do queixo (ponto *Chengjiang*, 24 RM – ver Figura 4). Este exercício tonifica os músculos do pescoço, evita rugas no pescoço e lábio inferior e elimina o queixo duplo e a acne.

Faces. Usando o indicador, o dedo médio e o anular em posições separadas, pressione os três pontos seguintes em seqüência: *Xiaguan* (7 E, bem na frente do trágus da orelha, na concavidade que se forma ali quando você abre a boca – ver Figura 10); *Quanliao* (18 ID, abaixo do canto externo do olho, na concavidade abaixo da maçã do rosto – ver Figura 4); e *Dicang* (4 ID, perto do canto dos lábios, onde eles se juntam – ver Figura 4).

Pressione esses pontos simultaneamente 20 vezes seguidas para tonificar os músculos faciais, evitar flacidez nos cantos da boca e eliminar rugas e espinhas ao redor dos lábios.

Pescoço. Lugar estratégico não apenas para a beleza mas acima de tudo para a saúde, o pescoço é a passagem para oito importantes meridianos, assim como para vasos sangüíneos e nervos. A tensão manifesta-se fortemente aqui, seja resultante de cansaço ou de desequilíbrio emocional (de acordo com os profissionais chineses, emoções como ira, medo e mágoa correspondem a bloqueios energéticos nos órgãos

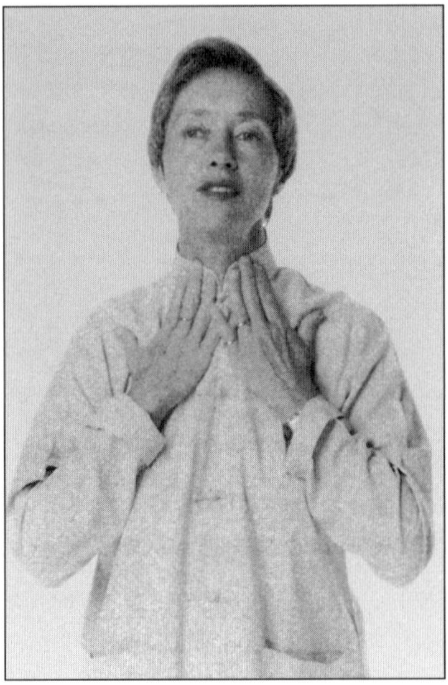

Foto 14

que influenciam e pelos quais são influenciadas). Quando a tensão se acumula no pescoço, seus músculos se enrijecem e reduzem o fluxo de sangue para o cérebro. A importância de manter o pescoço relaxado torna-se óbvia, tanto para o desbloqueio da circulação como para prevenir ou aliviar os sentimentos negativos.

Massageie o pescoço com as palmas das mãos, da clavícula para cima, 36 vezes (Foto 14). Sorria enquanto se visualiza alisando e limpando a pele. Depois massageie do queixo para a base do pescoço, alternando as mãos, 36 vezes. Esta massagem estimula a tireóide e todo o metabolismo, sendo útil para a perda de peso.

Outras Técnicas para Tonificar a Pele (e os Pulmões)

Você pode completar sua massagem facial passando a massagear os meridianos existentes em seus braços (ver Capítulo 4). Para revitalizar o meridiano do pulmão, cuja energia governa a pele, a massagem do braço é imprescindível (o meridiano do pulmão corre por dentro dos braços). Depois você poderá acrescentar o exercício que abre os meridianos dos pulmões e do intestino grosso (ver Capítulo 4).

Os Sons Terapêuticos "Ssss" e "Ni"

Em casos de fraqueza crônica dos pulmões (sinusite, catarro, gripe, asma ou bronquite), é aconselhável usar a terapia do som, como vêm fazendo os chineses por mais de dois mil anos. A relação entre a emissão de sons, incluindo cantos, e a saúde da pele é baseada no princípio medicinal de que os pulmões governam a pele e são responsáveis por sua hidratação e tonicidade.

Você pode ficar em pé ou sentar-se para fazer este exercício. Com os braços cruzados e as palmas das mãos descansando sobre o peito, inspire primeiro, depois emita o som enquanto expira, certificando-se de que vibre por toda a caixa torácica.

O som "Ssss" deve ser suavemente sibilado através dos dentes, enquanto o som "Ni" deve ser pronunciado com força durante todo o tempo da expiração. Esses dois sons harmonizam a circulação energética nos pulmões e em todo o corpo. Eles também exercem um efeito calmante sobre a mente e o sistema nervoso.

Em geral, a voz está ligada particularmente à situação energética dos pulmões. Uma voz fraca indica que a energia dos pulmões está operando deficitariamente, e essa condição de fraqueza – especialmente se for pronunciada – pode manifestar-se como uma fala baixa ou sussurrada, ou até como perda da voz.

Os exercícios vocais mencionados acima servem para harmonizar e fortalecer a voz e são especialmente úteis para profissionais que forçam a voz, como professores ou artistas. Cantar é também um bom exercício vocal.

Emagrecer com os Exercícios do Dragão

"O Dragão Escorrega Coluna Acima"

Além de reduzir o tamanho de sua cintura, este exercício (ver Fotos 15 a 19) ajuda a aliviar as dores lombares e dos ombros, além de hérnias de disco. Também fortalece o sangue e o sistema imunológico. Quando praticado durante alguns dias, o sangue depauperado voltará ao normal. É particularmente indicado para facilitar a abertura do ponto *Mingmen* (4 DM, ver Figura 8) e a passagem do qi pelos pontos-chave, localizados no nível da segunda vértebra lombar. Este exercício também ajuda na recuperação da fraqueza e do cansaço na convalescência e é indicado para pessoas com câncer. Juntamente com a prática do som terapêutico "Chui", compensa os efeitos prejudiciais da quimioterapia.

Fique na posição de um cavaleiro, com as pernas bem separadas (de modo que seus pés fiquem bem além de seus ombros), os joelhos dobrados tanto quanto possível. Mantenha em mente a comparação com o dragão "escorregando coluna acima". A coluna é seu tronco, ereto e imóvel, ao redor do qual seus braços, soltos e elásticos como o corpo do dragão, giram.

Respiração. Ao inspirar, encha o abdome até estufá-lo; quando expirar, contraia os músculos abdominais.

Inicie inspirando com as mãos cruzadas sobre o *Dantian*. Ao expirar, gire os braços ao redor da parte superior do corpo, virando a cintura enquanto as pernas permanecem dobradas e solidamente ancoradas ao chão. Siga os movimentos dos braços, virando o tronco primeiro para a esquerda; os olhos devem seguir a palma direita, que vai descansar sobre o ombro esquerdo, perto do rosto. Ao mesmo tempo, o braço esquerdo dobra para baixo e para trás, de modo que a mão esquerda toque as costelas direitas sob a clavícula. Mantenha esta posição e torne a inspirar.

Expire, invertendo o movimento. A mão direita gira para baixo com a palma voltada para baixo, depois dobra nas costas, indo descansar nas costelas esquerdas sobre a clavícula esquerda, enquanto a palma esquerda vai para o seu ombro direito. Mantenha esta posição e torne a inspirar.

Repita este exercício muito vagarosamente oito vezes seguidas, concentrando-se no ponto *Mingmen* e seguindo, com os olhos, a palma da mão que se move em direção ao ombro.

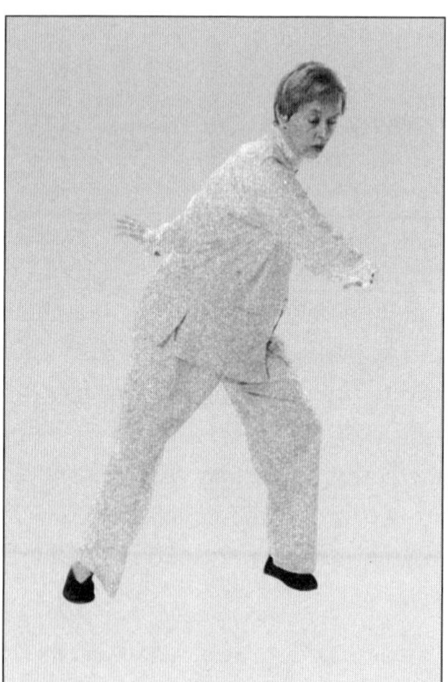

Foto 15

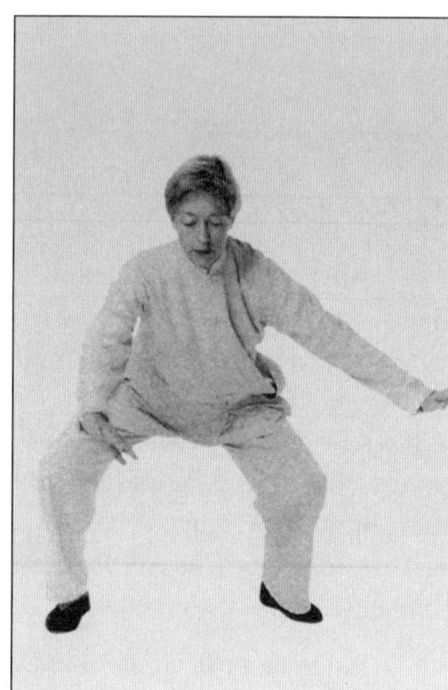

Foto 16

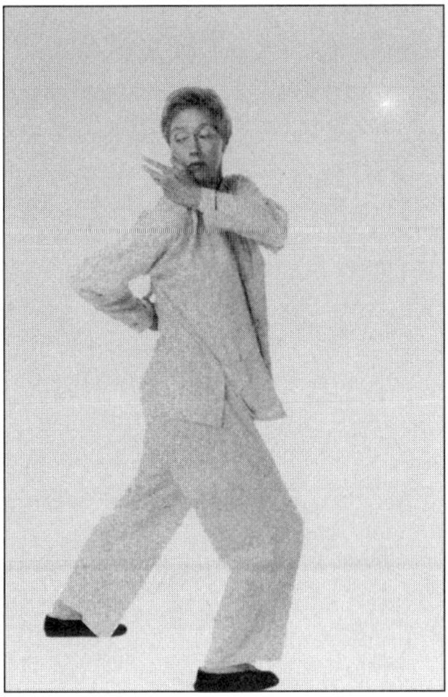

Foto 17

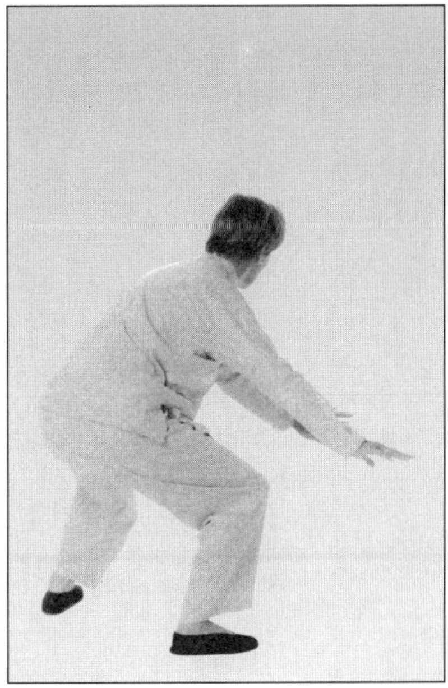

Foto 18

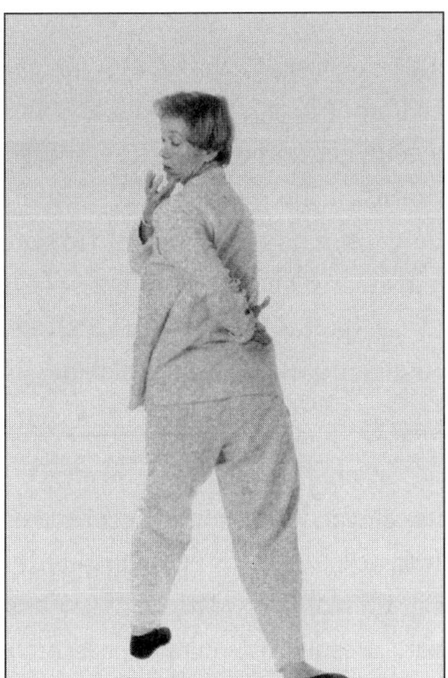

Foto 19

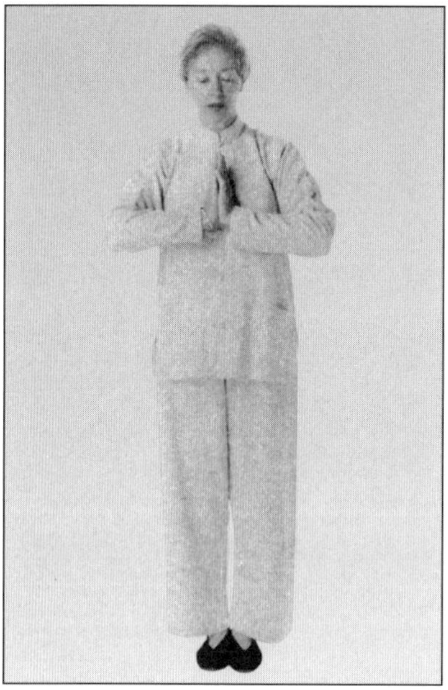

Foto 20

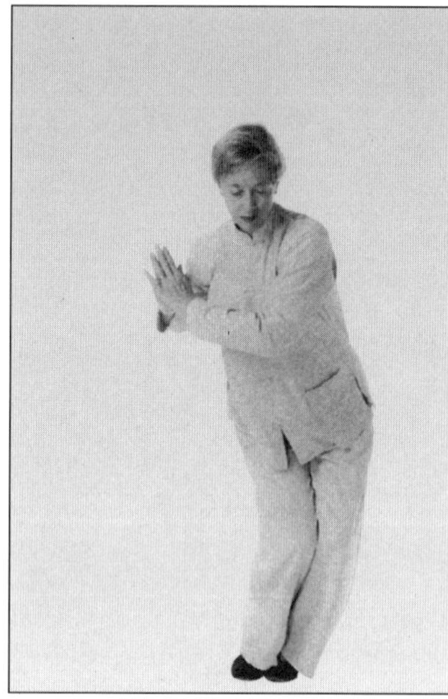

Foto 21

Os Seis Círculos do Dragão

Você anda desatenta e exausta? Faça os movimentos do dragão e sentirá a energia renovar-se em seu corpo! Esta antiga prática taoísta não é boa apenas para emagrecer, mas também aumenta muito a nutrição energética das três cavidades (pulmões, estômago e ventre), além das glândulas pituitária e pineal (primeiro movimento), supra-renais e genitais (segundo movimento), supra-renais e timo (terceiro movimento), e pâncreas e baço (quarto e quinto movimentos), abrindo o plexo solar e os pontos *Shu,* "portas" para os órgãos internos, nas costas (sexto movimento). O exercício também é indicado para diabetes, hipoglicemia e lumbago.

1. *Círculo para Cima.* Com os pés unidos e os joelhos ligeiramente dobrados, junte as mãos em posição de oração, na frente do plexo solar. Mova-as em um meio-círculo para a direita, elevando-as acima da cabeça enquanto inspira profundamente. Depois, ao expirar, desça as mãos para a esquerda até completar o círculo, voltando à posição original. Enquanto isso, jogue os joelhos para o lado, na direção oposta às mãos, isto é, para a esquerda, quando suas mãos estiverem girando na direita e vice-versa (ver Fotos 20 a 25). Seu corpo deve mover-se como uma serpentina – pense no dragão.

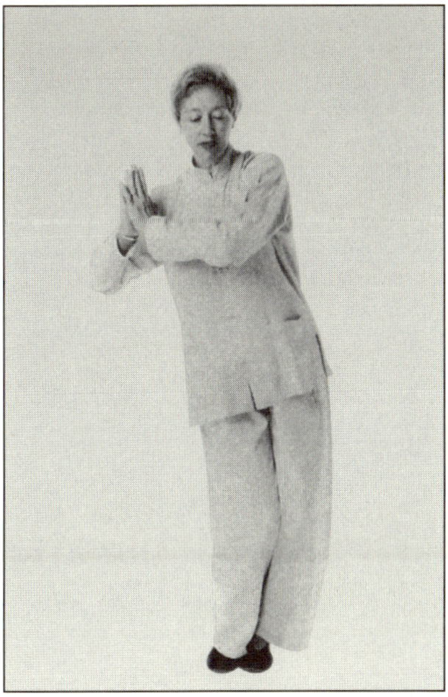

Foto 22

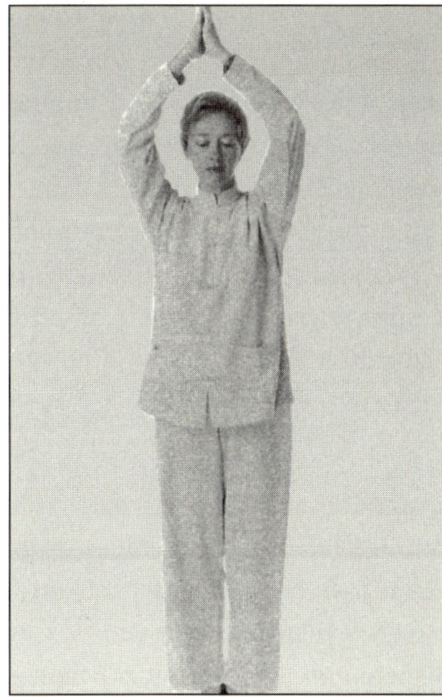

Foto 23

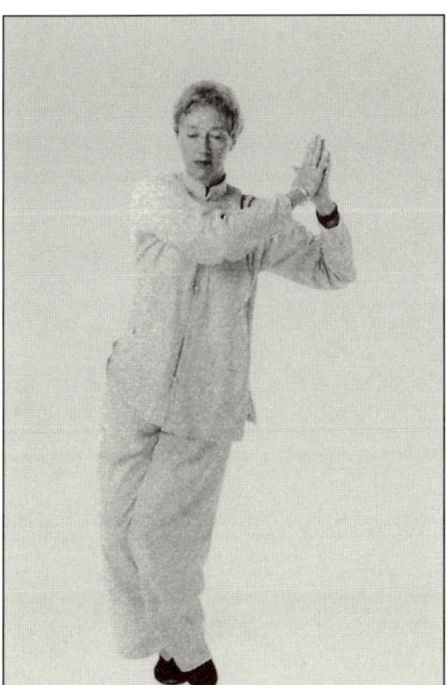

Foto 24

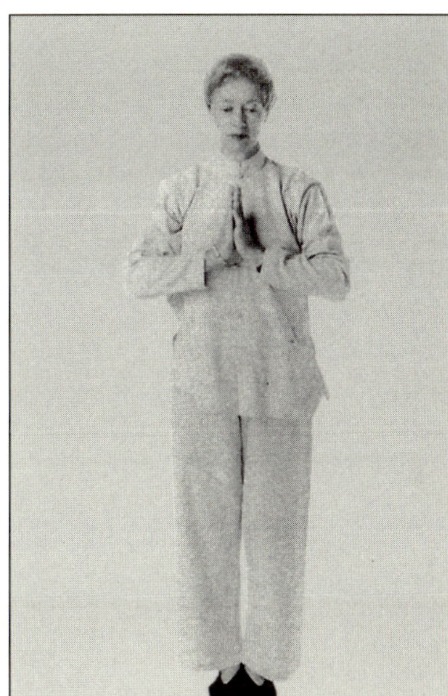

Foto 25

2. *Círculo para Baixo*: Comece na mesma posição do exercício acima. As mãos juntas descem para a direita e, ao dobrar a cintura, descrevem um círculo quase até os pés; depois, sobem para a esquerda. Como no exercício anterior, jogue os joelhos na direção oposta. Respire como no exercício anterior (ver Fotos 26 a 28).

3. *Círculo para Frente.* Comece a partir do plexo solar e curve-se para frente, levando as mãos postas para a direita; depois, faça-as descrever um grande círculo horizontal. Inspire durante a primeira metade do círculo, expirando durante a segunda metade. Mantenha as pernas esticadas (ver Fotos 29 a 32).

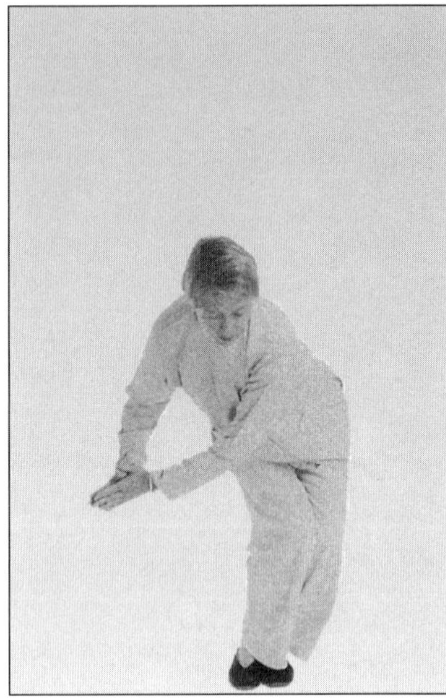

Foto 26

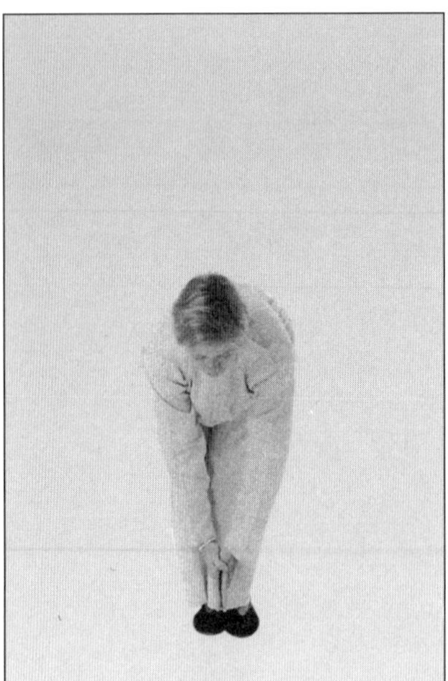

Foto 27

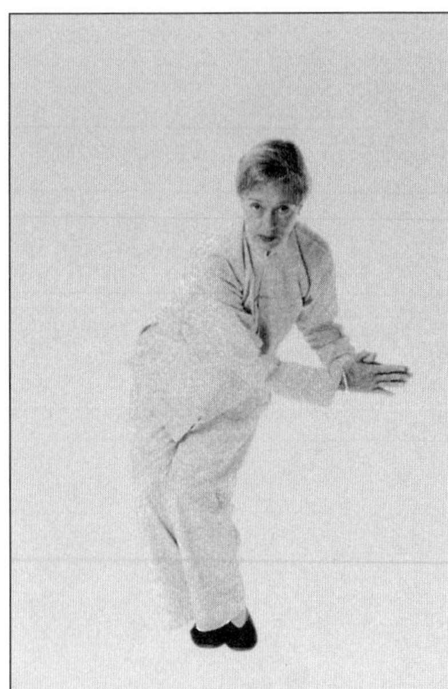

Foto 28

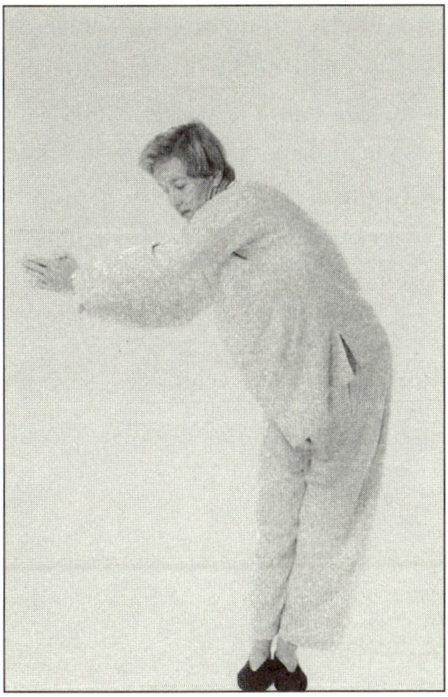

Foto 29

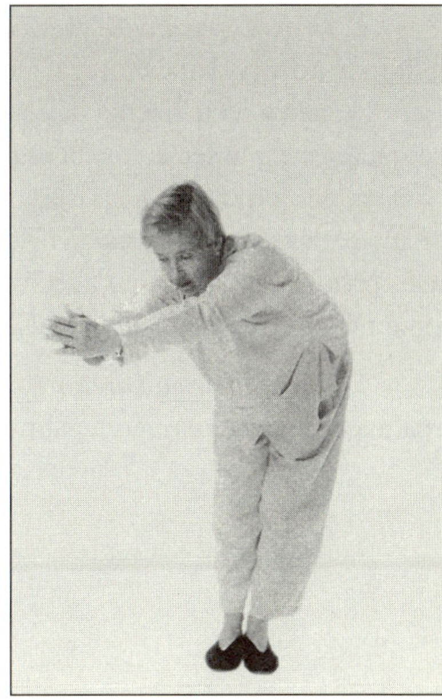

Foto 30

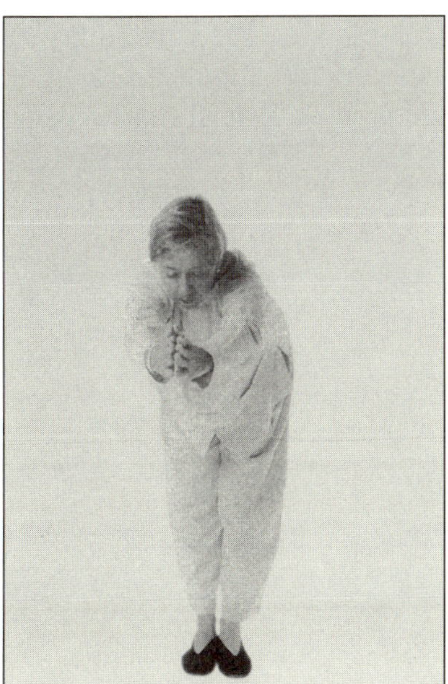

Foto 31

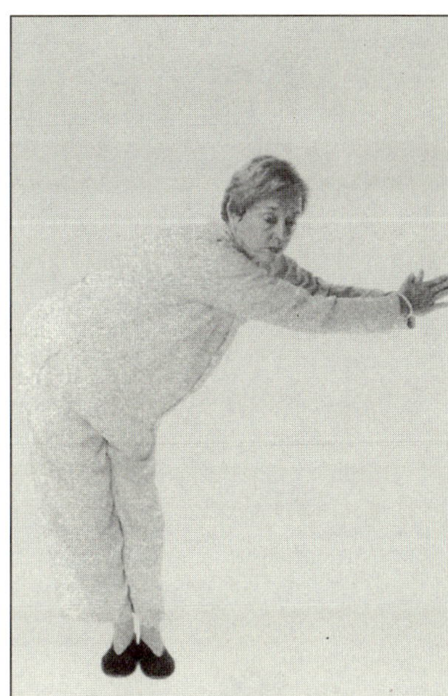

Foto 32

4. *Círculo para a Esquerda.* Una as mãos horizontalmente, na frente do abdome, no nível da cintura, com a palma esquerda coberta pela direita. Escorregando a parte interna de seus pulsos ao longo da cintura, leve as mãos para a esquerda até que seu cotovelo esquerdo não possa ir mais para trás. Depois afaste as mãos do corpo, e o mais solta e elasticamente possível descreva um grande círculo para a esquerda, usando o "efeito de mola" da primeira torção para voltar as mãos para a frente do corpo e retornar ao ponto inicial (ver Fotos 33 a 37). Respire como fez nos exercícios anteriores.

5. *Círculo para a Direita.* Realize o exercício acima para o lado direito, com a palma esquerda cobrindo a palma direita.

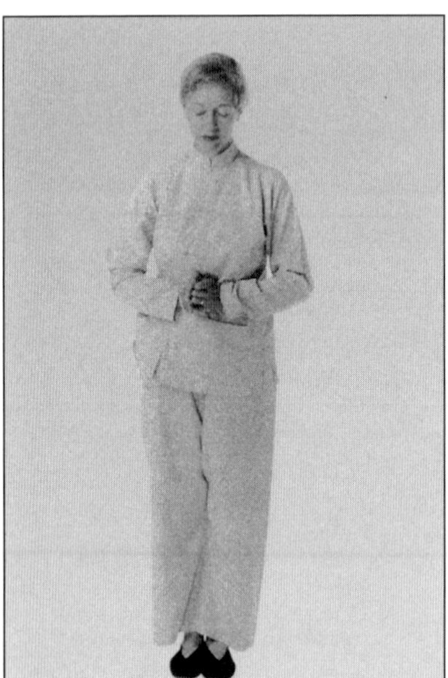

Foto 33

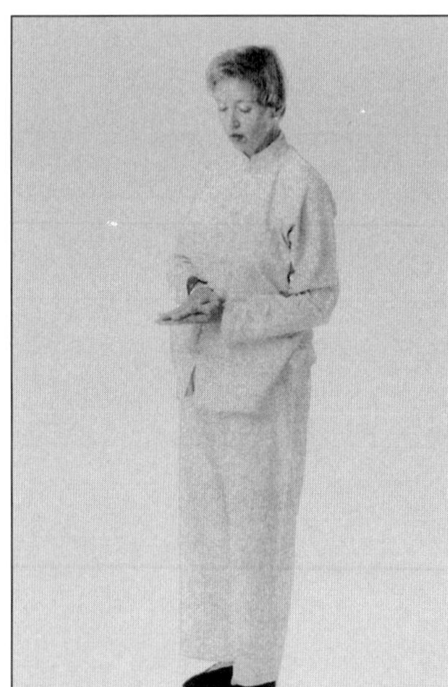

Foto 34

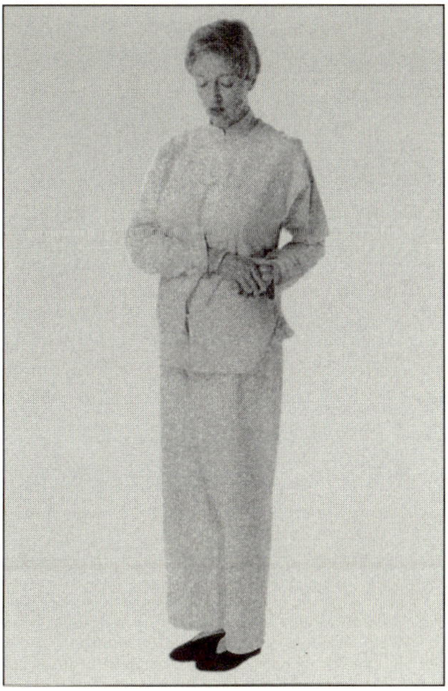

Foto 35

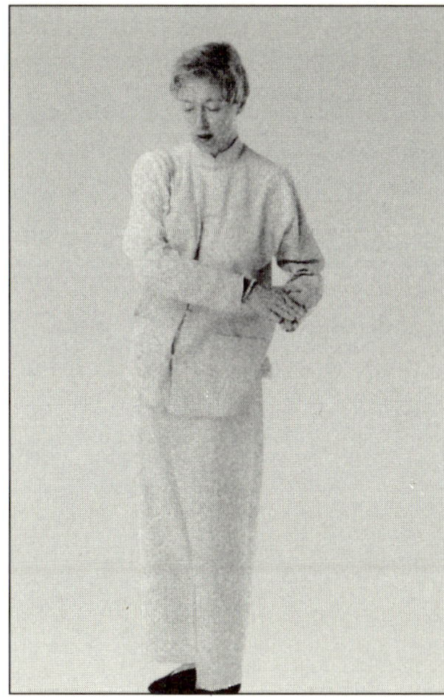

Foto 36

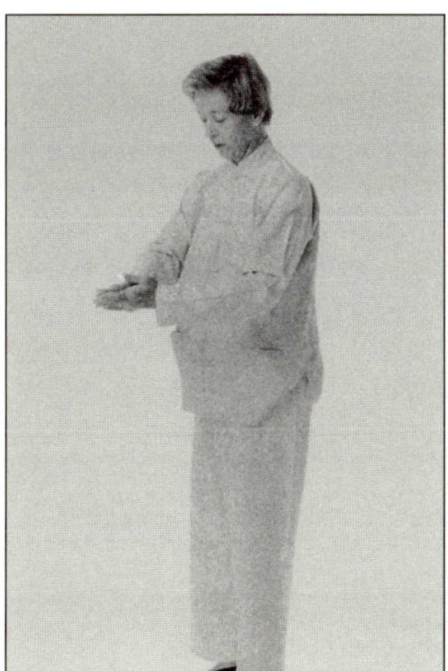

Foto 37

6. *A Saudação.* Junte as mãos na frente do plexo solar, levante-as acima da cabeça e estique os braços completamente enquanto inspira. Depois, ao expirar, faça os braços e as mãos descreverem um grande círculo vertical para a frente de seu corpo, até os pés, dobrando a cintura e levando as mãos de volta ao ponto inicial, na frente de seu plexo solar (ver Fotos 38 a 40).

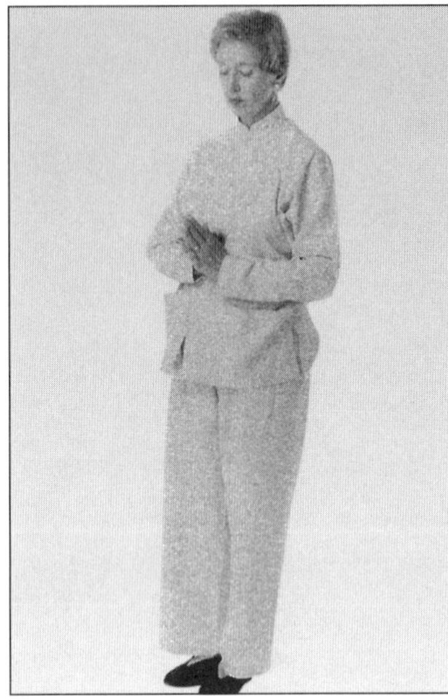

Foto 38

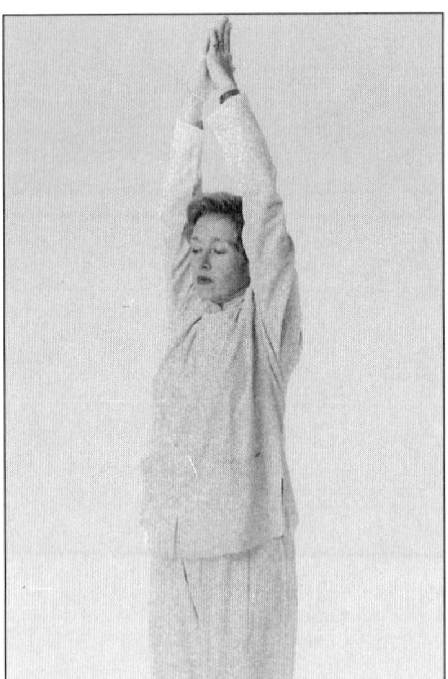

Foto 39

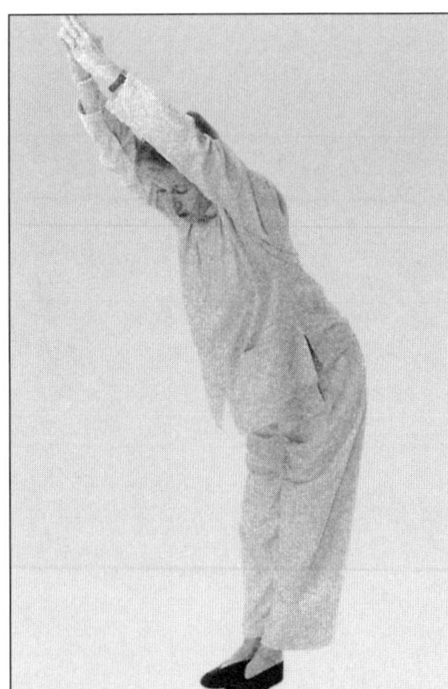

Foto 40

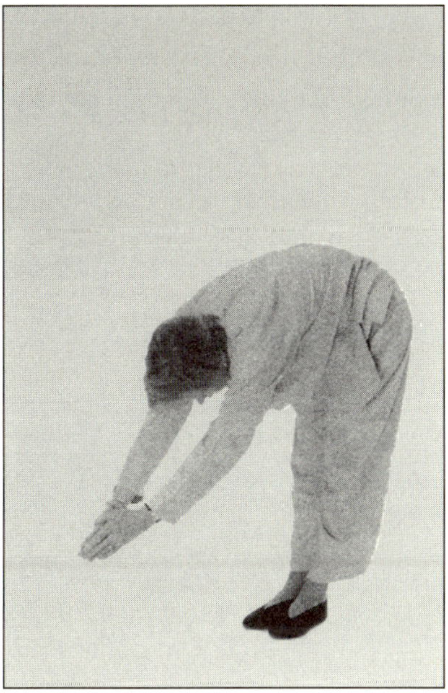

Foto 41

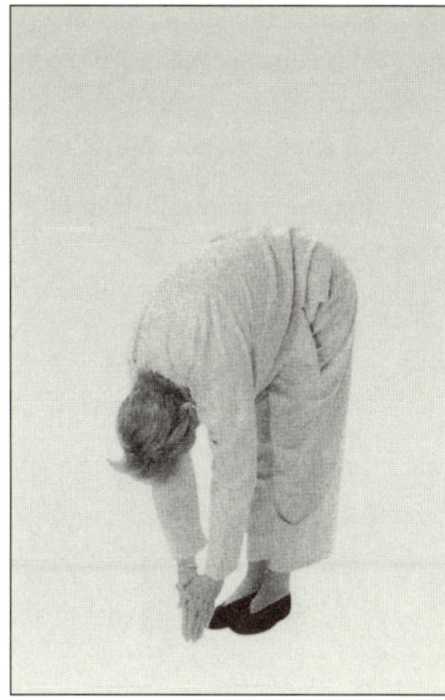

Foto 42

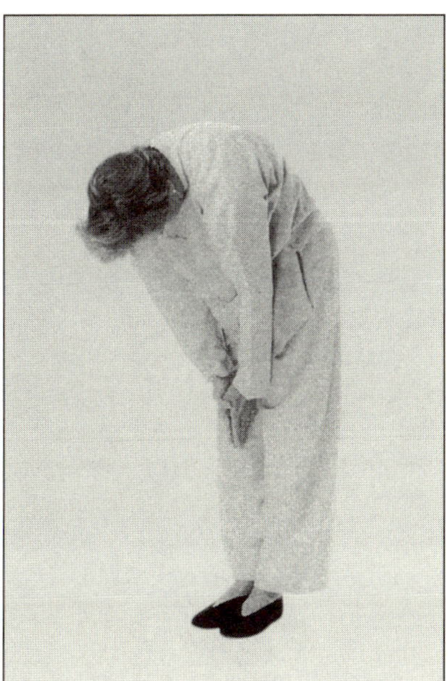

Foto 43

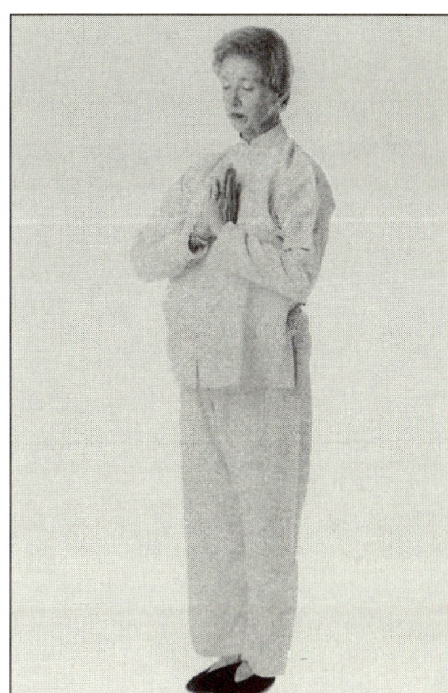

Foto 44

Para terminar, vire as pontas dos dedos das mãos juntas em direção ao abdome; depois descanse as mãos, com a palma esquerda sobre a direita, no *Dantian*. Ao fazer isso, inspire e expire profunda e vagarosamente, e visualize a energia subindo para essa área (ver Fotos 45 e 46).

Faça seis séries dos exercícios de seis círculos, o que deve levar cerca de dez minutos ao todo.

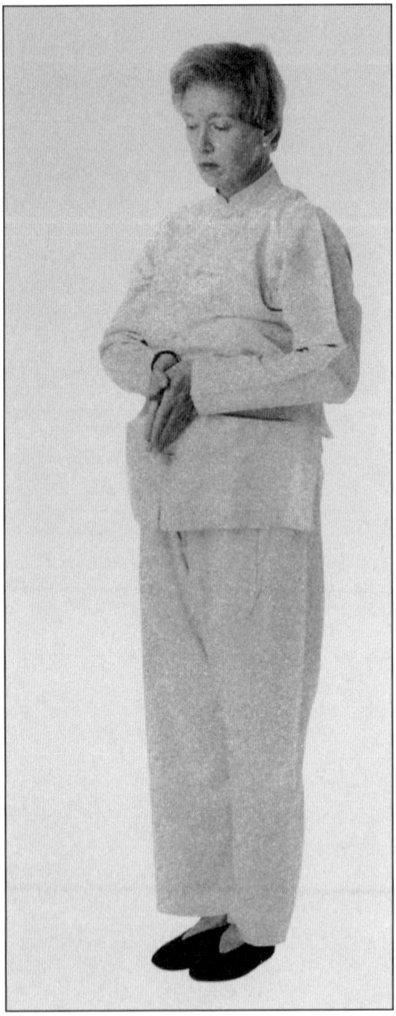

Foto 45

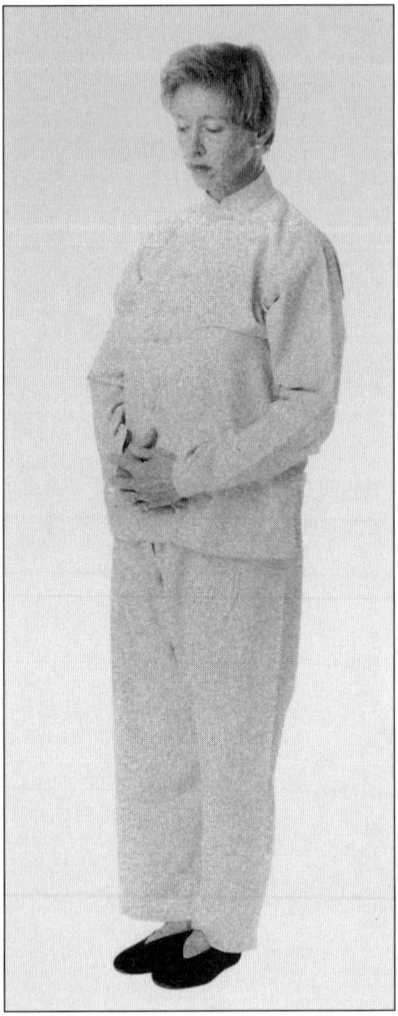

Foto 46

A Dança do Dragão

O princípio é o mesmo do exercício precedente. Com as mãos unidas, descreva três círculos sobrepostos (ver Fotos 47 a 64); o primeiro ao redor da cabeça, ficando na ponta dos pés, o segundo na frente do peito e o terceiro na frente do baixo ventre. Desenhe círculos tão amplos e largos quanto possível e sempre jogue os joelhos na direção oposta aos braços, de modo a enfatizar o movimento de flexão da espinha. Ao final do exercício, levante as mãos postas sobre a cabeça mais uma vez, depois abaixe-as para o nível do esterno durante alguns segundos; finalmente, dobre-as sobre o *Dantian*, logo abaixo do umbigo, com a mão esquerda sobre a direita.

Este exercício, praticado durante dez minutos todos os dias por dois ou três meses, fará com que você emagreça sem precisar fazer regime e renovará sua beleza natural. Ele estimula e regulariza o sistema endócrino e a produção de hormônios, tonificando a pele e os músculos. Incentiva uma drenagem linfática natural por todo o corpo, levando à eliminação de líquidos e excreções. Também melhora as funções dos intestinos e do estômago. A espinha fica mais solta e flexível, beneficiando os discos intervertebrais. A dança do dragão melhora a circulação do sangue, assim como torna a pele mais rosada e macia após algumas semanas de prática regular.

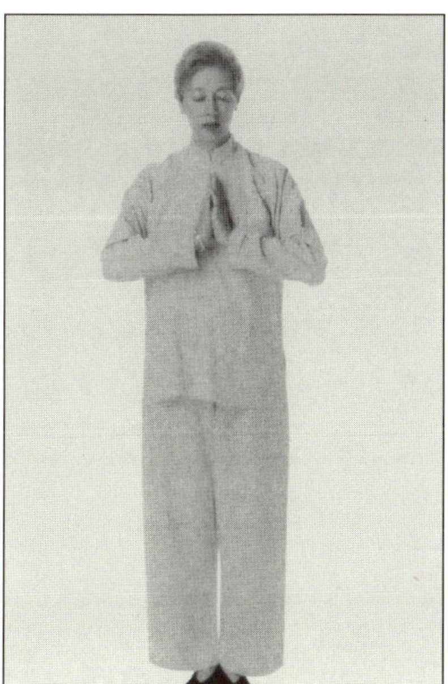

Foto 47

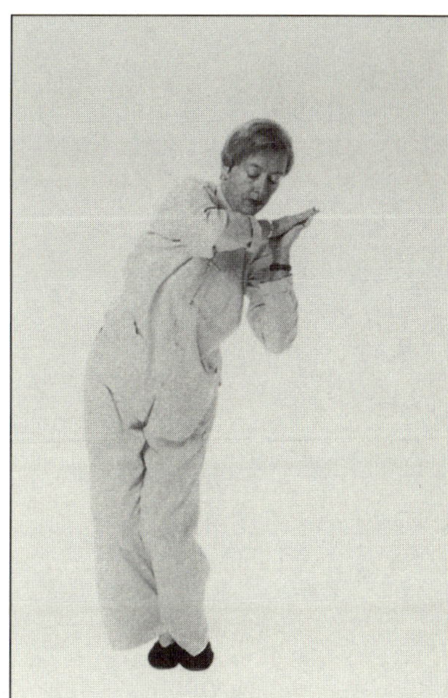

Foto 48

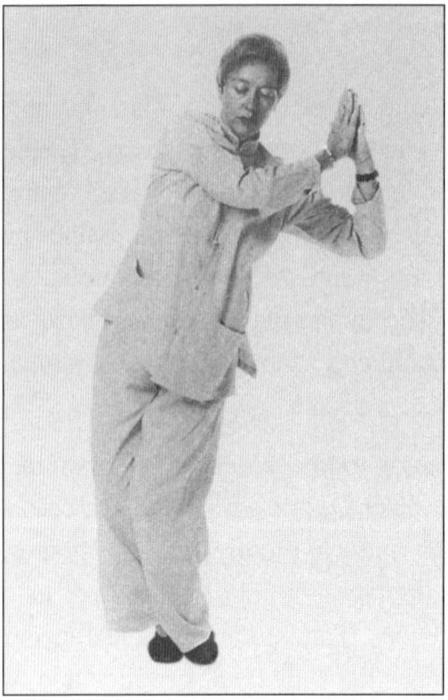

Foto 49

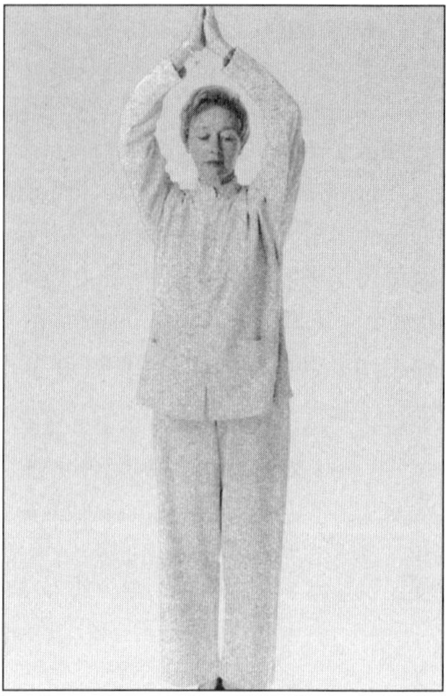

Foto 50

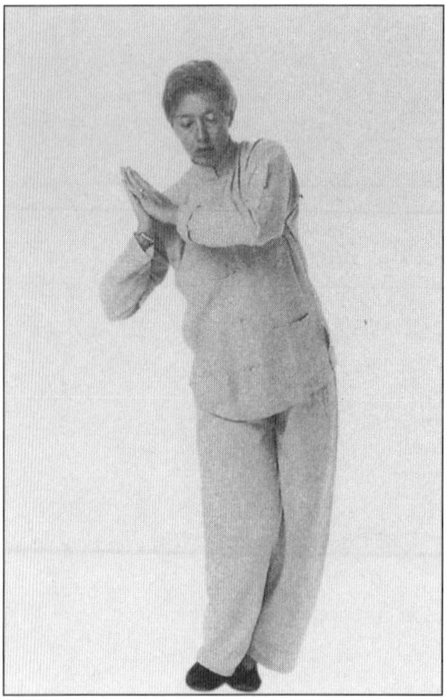

Foto 51

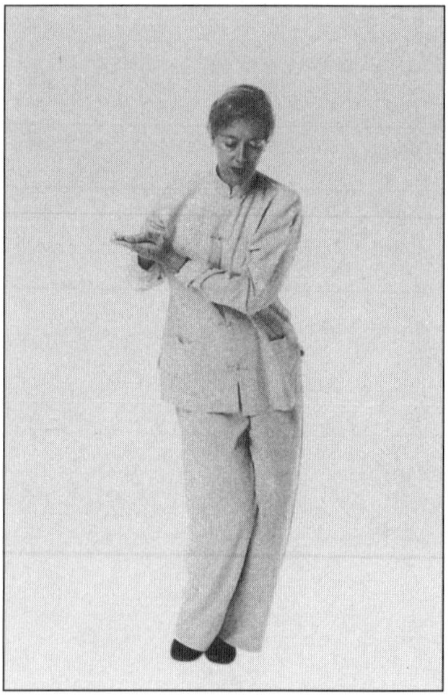

Foto 52

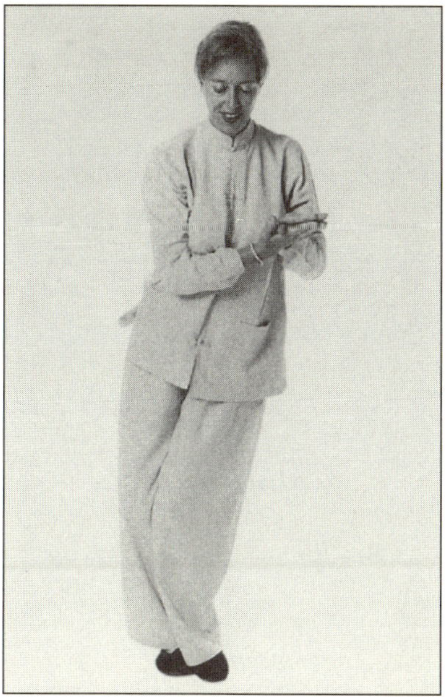

Foto 53

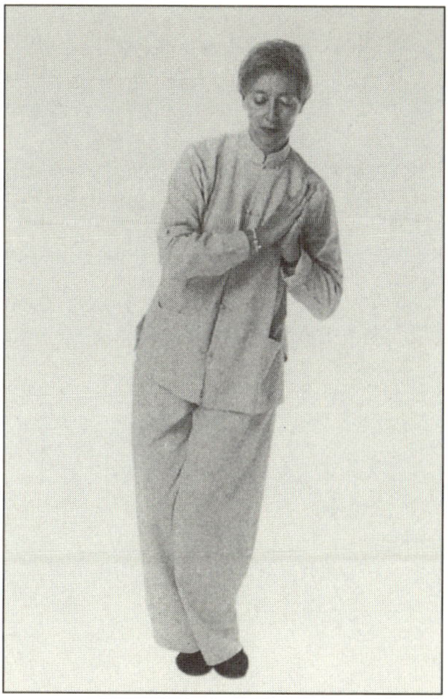

Foto 54

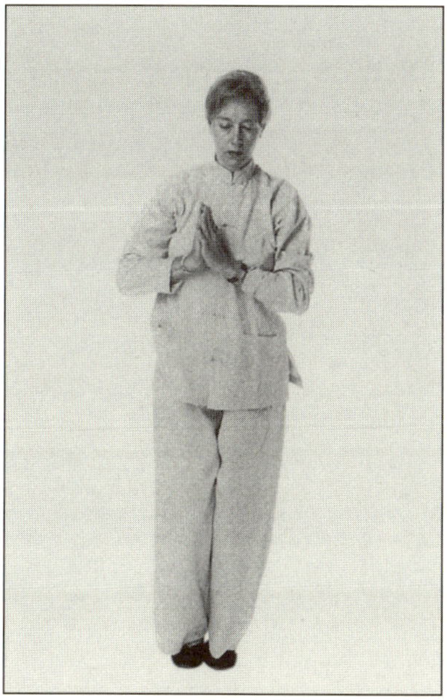

Foto 55

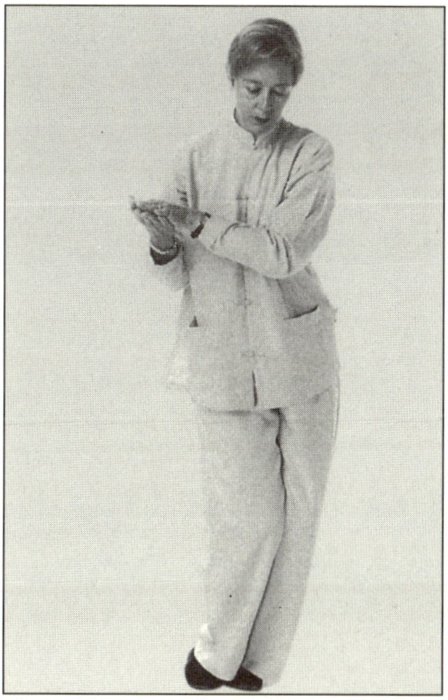

Foto 56

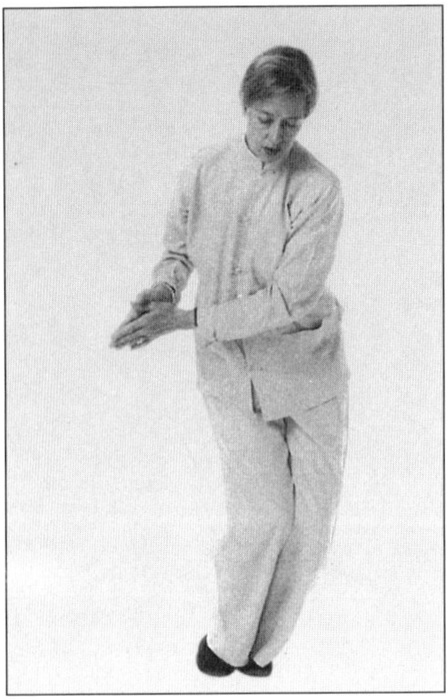

Foto 57

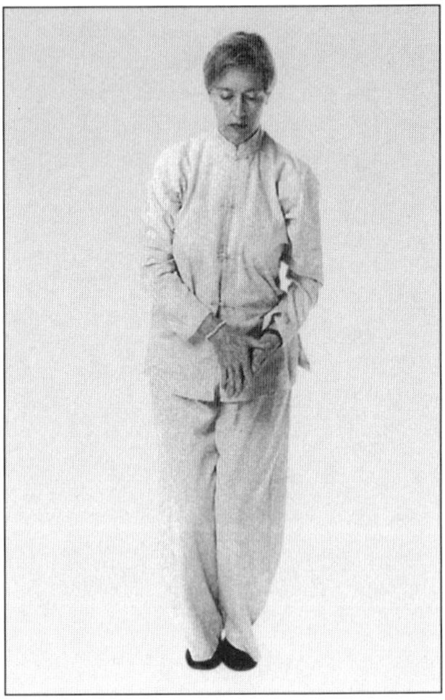

Foto 58

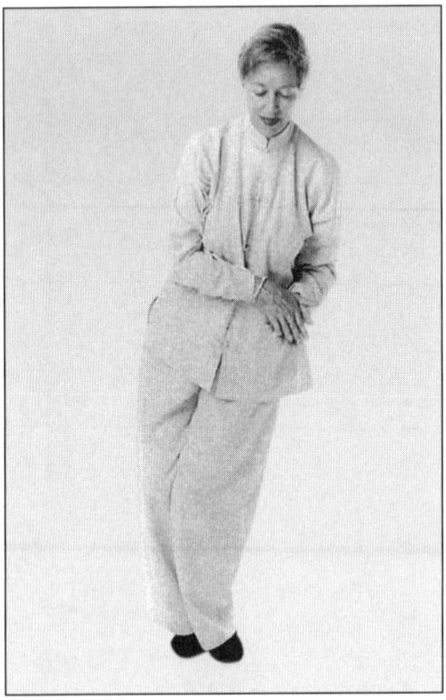

Foto 59

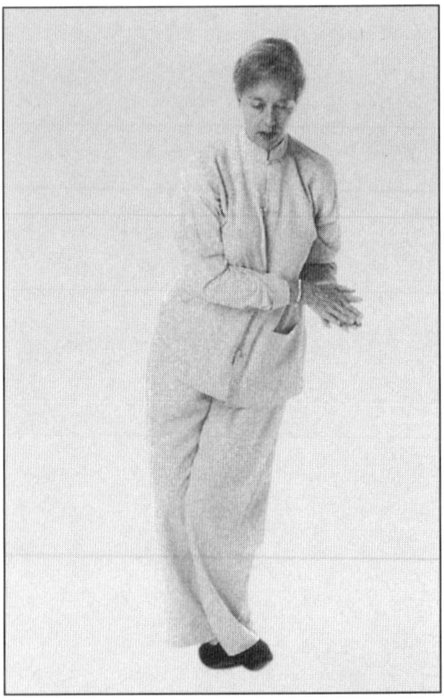

Foto 60

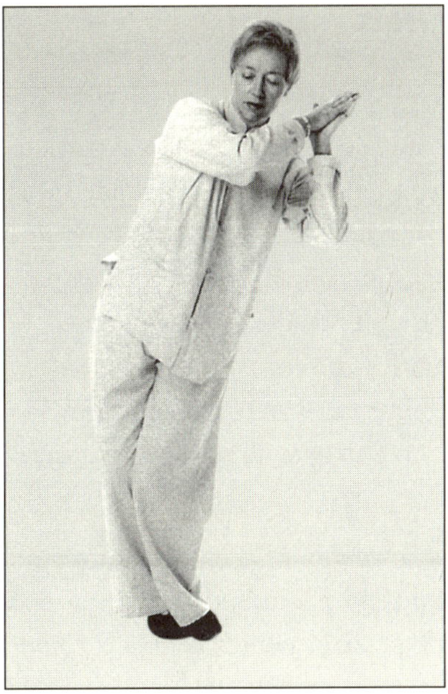

Foto 61

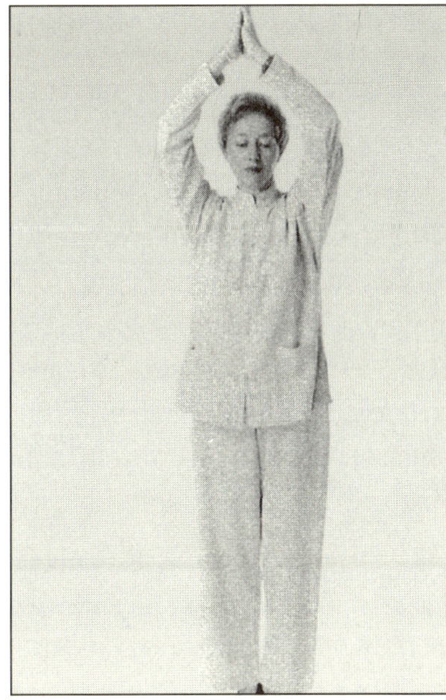

Foto 62

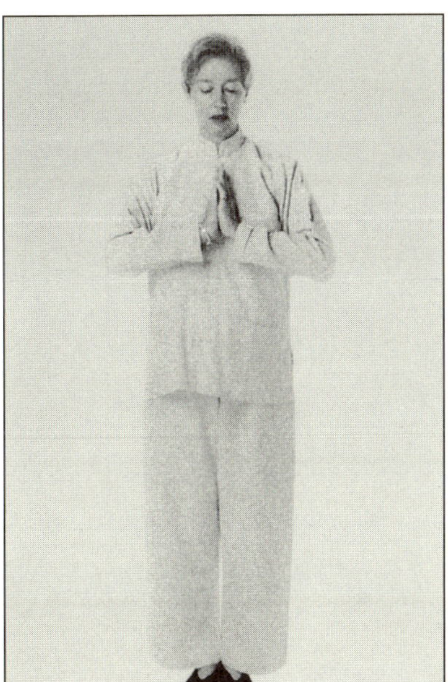

Foto 63

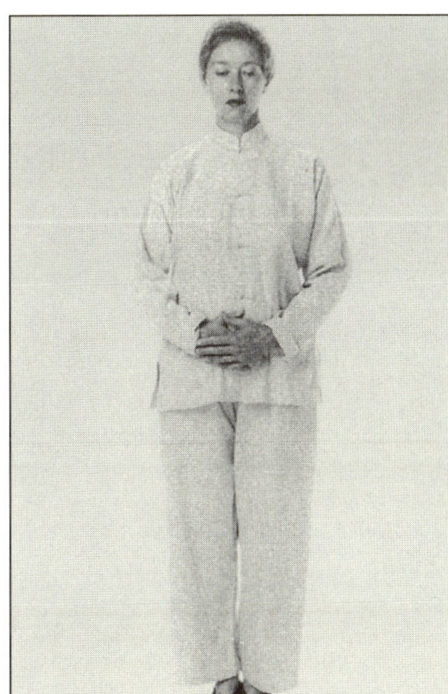

Foto 64

Exercícios para os Músculos Abdominais e a Cintura

1. *O Fole* (ver Foto 65). Este exercício estimula o fígado e o baço. É particularmente benéfico para fumantes e qualquer pessoa que more na cidade, pois permite aos alvéolos pulmonares expelir toxinas. As contrações da parede abdominal fortalecem o diafragma e os músculos abdominais, ajudando a reduzir o excesso de gordura, além de proporcionar uma massagem terapêutica dos órgãos internos. O "fole" refresca o cérebro, irrigando-o com sangue rico em oxigênio. Durante o exercício, o ritmo e o volume da circulação do sangue se elevam, embora a pressão sangüínea permaneça estável. Tente fazer este exercício quando se sentir exausta e veja com que rapidez volta ao normal.

Sentando-se com as pernas esticadas para a frente, incline-se para frente e agarre o dedão de cada pé entre seu indicador e polegar, colocando o polegar nos pontos iniciais dos dois meridianos do fígado e do baço, os pontos *Dadun* e *Yinbai* (ver Figura 12 para localização dos pontos). Se não conseguir alcançar os pés, segure a parte de trás dos tornozelos, dos joelhos, ou a barriga da perna, estimulando, neste caso, principalmente os meridianos da bexiga, pulmões e intestino grosso.

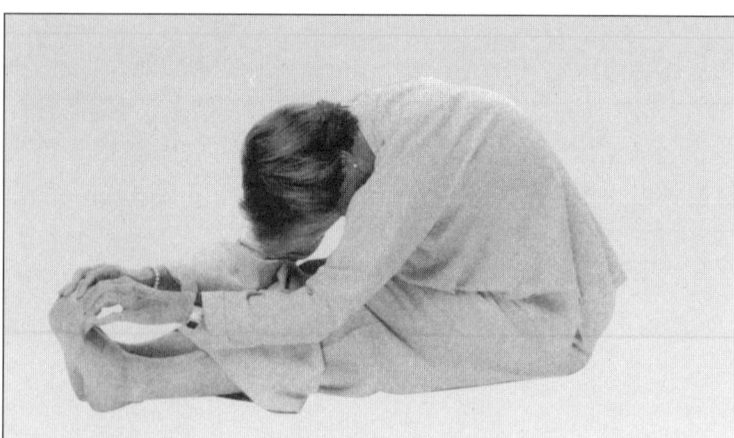

Foto 65

Incline a cabeça para frente, levando-a tão perto dos joelhos quanto possível. Mantenha os cotovelos dobrados para baixo; a língua colocada contra o palato superior. Nesta posição, você respirará o "fole", procurando expelir, o mais fortemente possível, todo o ar estagnado nos pulmões.

Para começar, inspire, enchendo os pulmões apenas até a metade; depois, vagarosamente contraindo os músculos da parede abdominal, jogue fora todo o ar de suas narinas, soprando fortemente durante toda a expiração. Você deve emitir um som muito semelhante ao que faz quando assoa o nariz: o som de um fole reavivando o fogo.

Agora relaxe a tensão do abdome, inspire pela metade novamente e repita o exercício (cerca de 20 respirações por minuto) durante dois ou três minutos. Não deixe de fazer uma pausa e respirar profundamente, inspirando e expirando, sempre que se sentir sem fôlego. O "fole" é muito poderoso, portanto, faça-o gradativamente e sem forçar. Esta regra vale para todos os exercícios.

2. *A Tartaruga Vertical* (ver Fotos 66 a 73). Este exercício estimula a tireóide e resolve problemas de gases e indigestão. O som que se usa é "Xu", que tem um efeito calmante sobre o fígado e a vesícula, ajudando, assim, a dissolver a impaciência e a ira, duas emoções negativas ligadas a esses órgãos.

Fique ereta, com as pernas retas e ligeiramente separadas, os pés alinhados com os quadris.

Ao inspirar, cruze as mãos sobre o *Dantian*, abaixo do umbigo, com a mão direita sob a mão esquerda para mulheres, e a mão esquerda sob a direita para homens.

Ao expirar muito vagarosamente, incline-se para frente com o queixo para fora, dobrando o corpo somente na cintura e mantendo as pernas esticadas, até que o torso, sem dobrar, esteja paralelo ao chão em ângulos retos com as pernas.

Durante toda a expiração, pronuncie o som "Xu", fazendo-o durar tanto quanto possível, e pressione a barriga com as mãos a fim de empurrar todo o ar par fora. Mantenha esta posição durante alguns segundos, enquanto diminui a pressão das mãos, e relaxe o corpo, deixando a cabeça inclinada para frente e as costas ligeiramente curvadas.

Agora endireite lentamente as costas, vértebra por vértebra, enquanto inspira naturalmente, deixando que seu diafragma trabalhe sozinho, sem forçar a inspiração, até voltar à sua posição inicial.

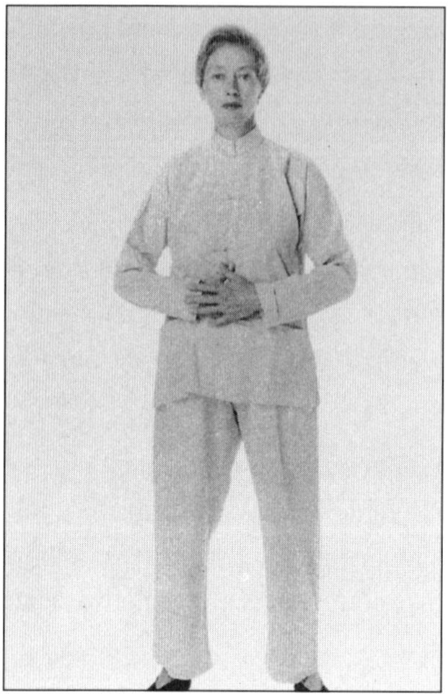

Foto 66

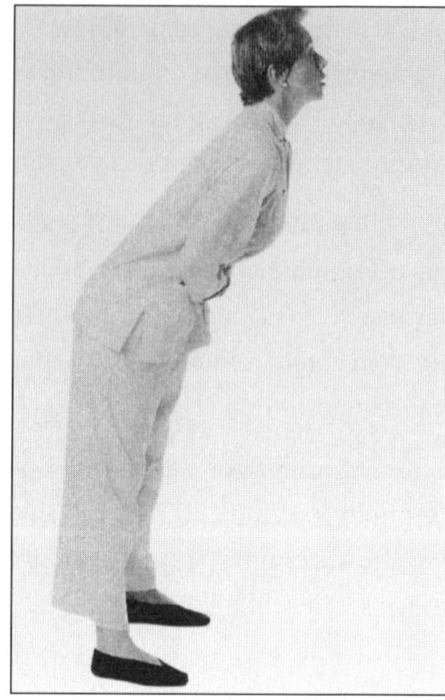

Foto 67

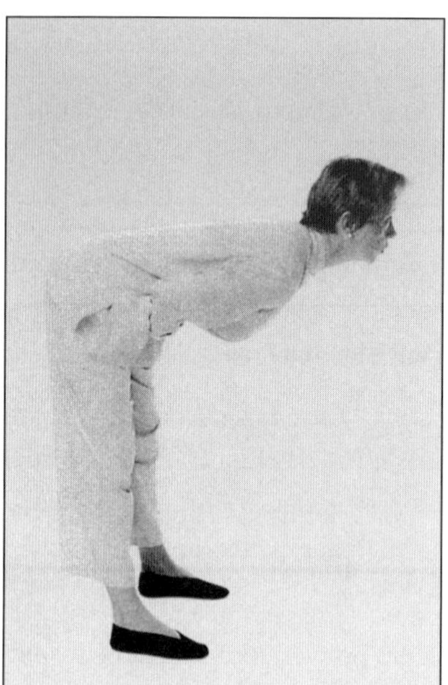

Foto 68

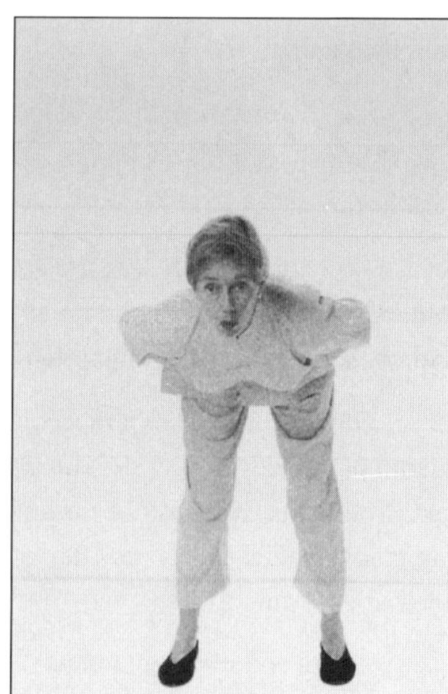

Foto 69

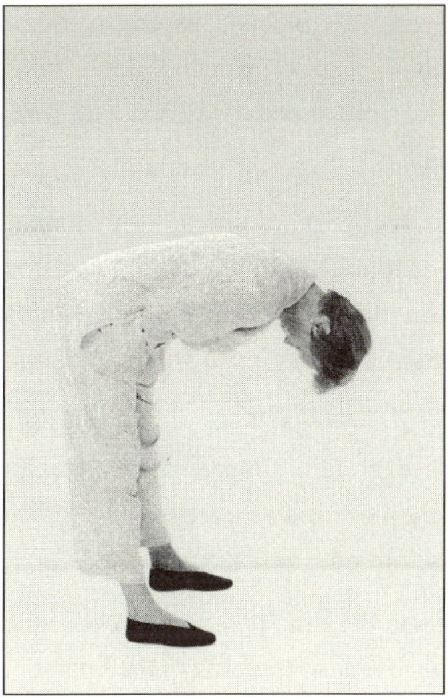

Foto 70

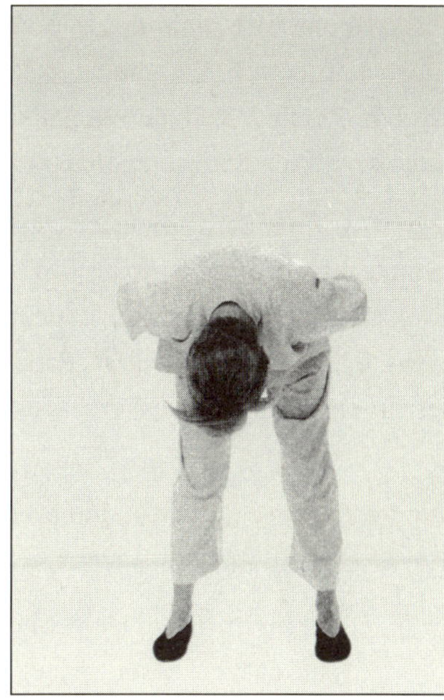

Foto 71

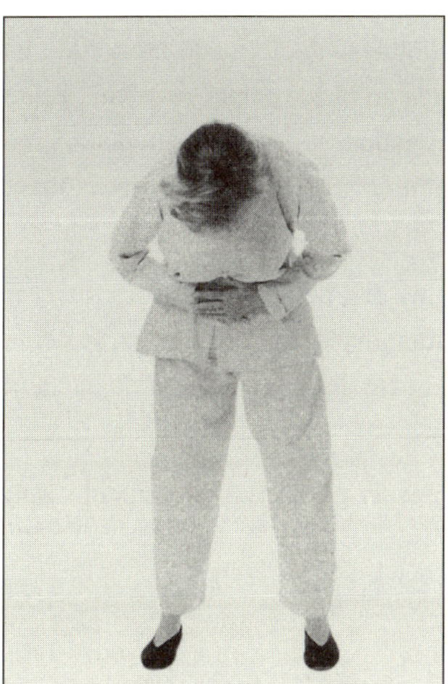

Foto 72

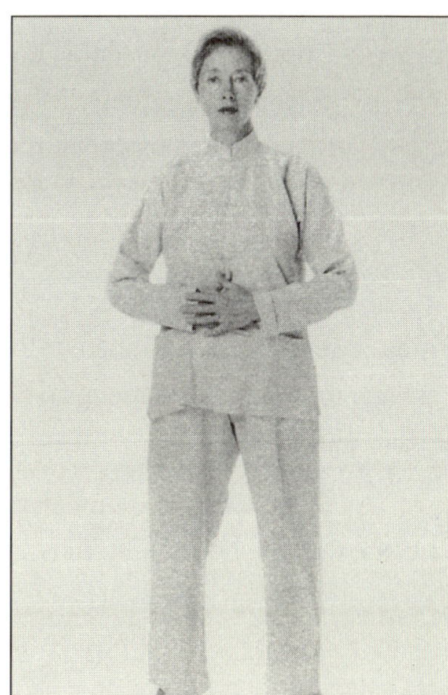

Foto 73

Repita esse ciclo duas vezes e, após a terceira expiração, inspire intencionalmente e com força, enquanto levanta os braços curvados para os lados, até o nível das orelhas, voltando as palmas das mãos para cima, com os dedos para fora, como se estivesse levantando uma bandeja pesada.

Ao final da inspiração, faça uma pausa e segure a respiração, sem forçar, durante alguns momentos, com as costas ligeiramente arqueadas, os ombros levantados e a cabeça para trás, de modo a olhar diretamente acima de você. Depois expire enquanto pronuncia a sílaba "Xu", baixando as mãos à sua frente para que descansem mais uma vez, cruzadas sobre o *Dantian*.

3. *Respiração Dantiana Acelerada.* Este exercício simples de respiração fortalece os músculos do abdome e rapidamente livra o corpo do excesso de gordura e de água acumuladas nos tecidos. Desenvolve-se em duas fases.

- *Primeira Fase*: De pé, bem ereta, encoste em uma parede, de modo que sua cabeça, costas, nádegas, calcanhares e braços fiquem contra a parede. Inspire pelo nariz, leve o peito para frente e pressione os ombros contra a parede. Expirando pela boca, force o abdome para fora durante o tempo da expiração. Repita pelo menos 12 vezes.
- *Segunda Fase* (ver Fotos 74 a 77): Afaste-se da parede e fique na ponta dos pés, com os braços levantados na frente do peito, na altura dos ombros. Contraia os músculos abdominais e dobre os joelhos, de modo que os calcanhares fiquem tão perpendiculares ao chão quanto possível. Tente manter esta posição durante alguns segundos, aumentando gradualmente o tempo à medida que continua a praticar o exercício, até que possa manter a posição por três minutos ou mais.

Este exercício fortalece todos os músculos das pernas, os tornozelos e as costas. A segunda fase também estimula os meridianos das pernas: bexiga, vesícula e estômago, reduzindo a retenção de água e o excesso de gordura, além de baixar a pressão sangüínea.

As duas fases são complementares e devem ser praticadas diariamente, sem exceção, durante no mínimo dois meses.

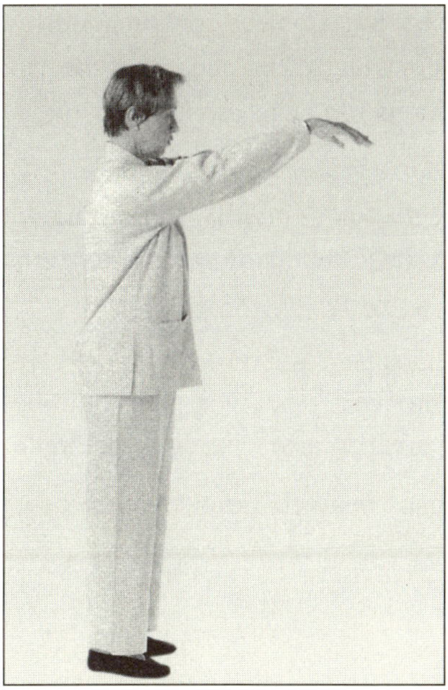

Foto 74

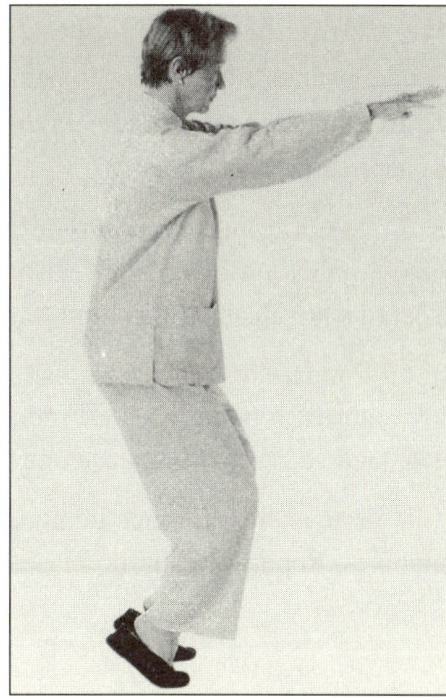

Foto 75

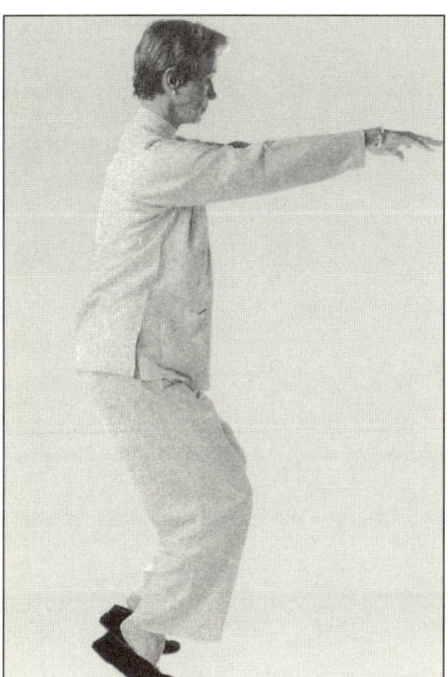

Foto 76

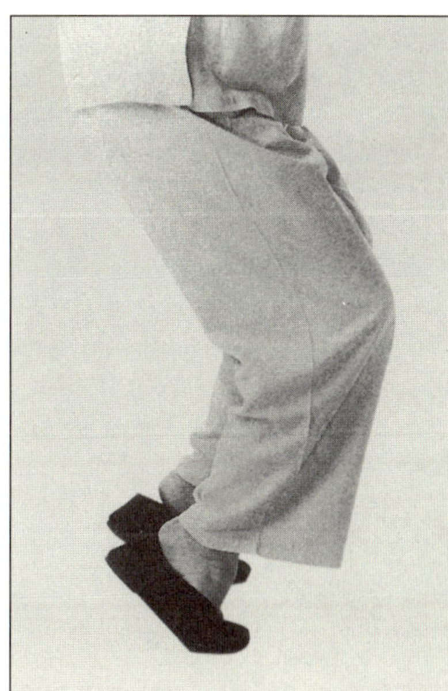

Foto 77

4. *O Grito da Fênix no Céu* (ver Fotos 78 a 84). Comece com uma posição ereta e levante o braço direito bem esticado, acima da cabeça; inclinando-se para frente, abaixe e gire o braço em direção ao pé esquerdo enquanto levanta o braço esquerdo atrás das costas.

Agora coloque as costas de sua mão direita na parte externa do pé esquerdo; volte a palma da mão para dentro e deixe-a deslizar pela parte externa da perna esquerda, até alcançar a cintura.

Endireite o tronco com os braços estendidos para ambos os lados, no nível dos ombros, repetindo então todo o movimento, mas desta vez para a direita, levantando o braço esquerdo acima da cabeça e baixando-o em direção ao pé direito.

Este exercício afina a cintura e torna-a mais flexível. Também alivia dores lombares. Repita no mínimo oito vezes.

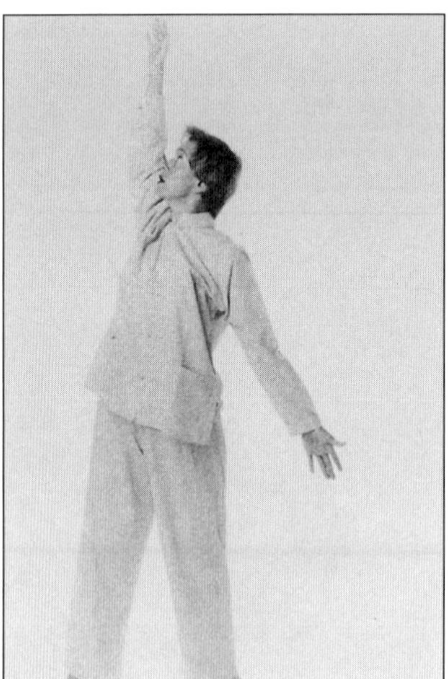

Foto 78

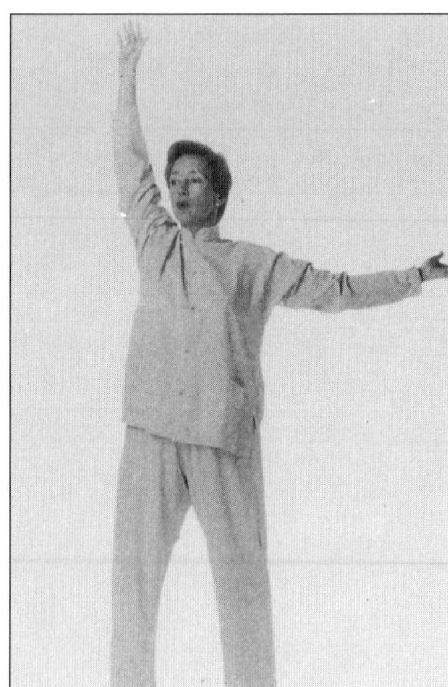

Foto 79

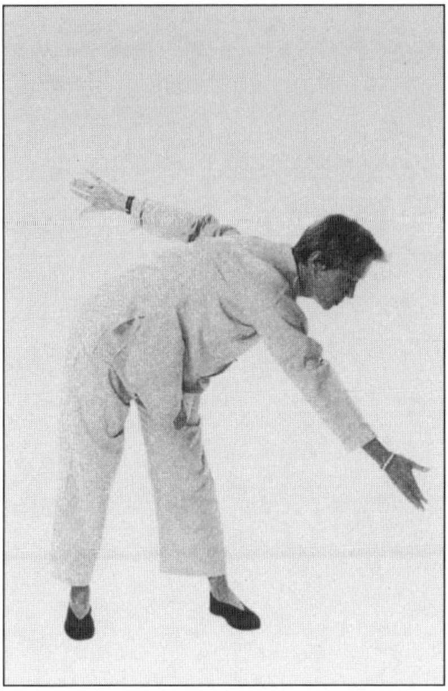

Foto 80

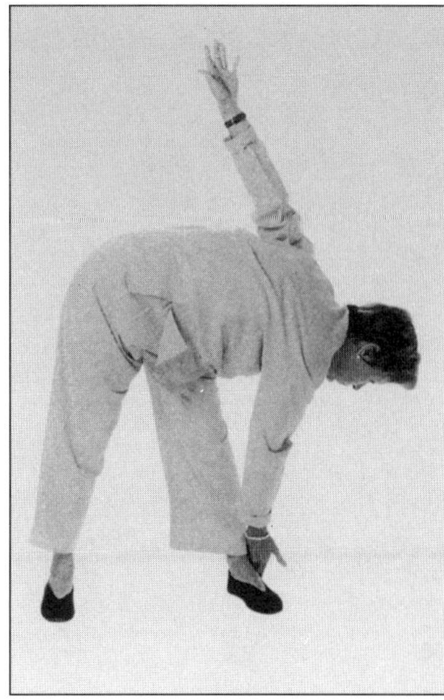

Foto 81

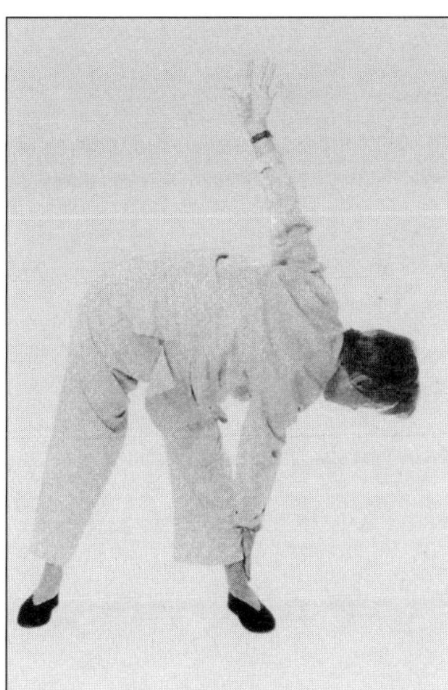

Foto 82

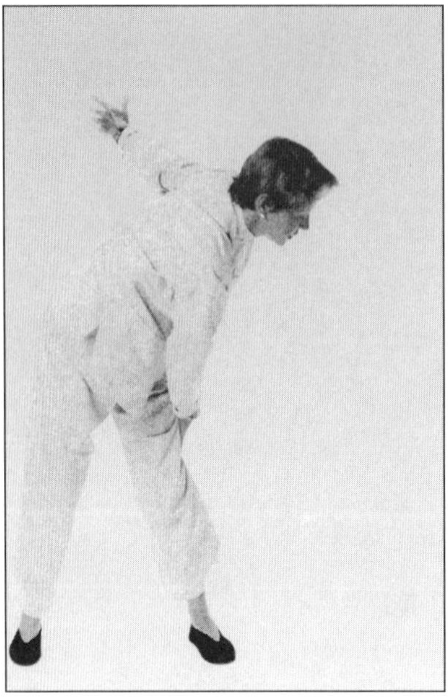

Foto 83

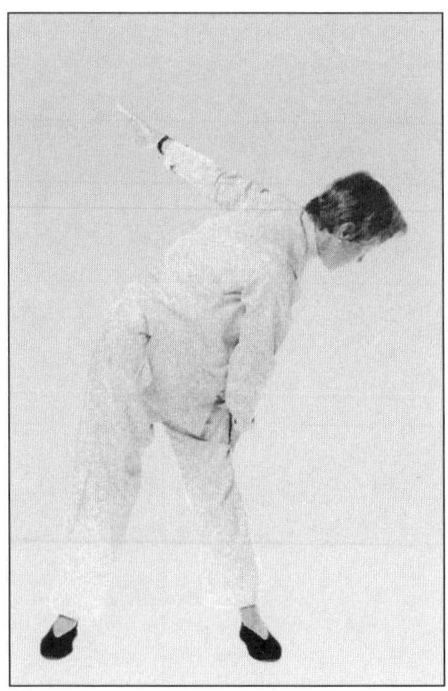

Foto 84

3
Os Três Inimigos: Estresse, Ansiedade e Emotividade

Os profissionais da medicina chinesa foram os primeiros a introduzir o conceito dos distúrbios psicossomáticos, estudando por muito tempo a relação entre corpo e psique, saúde e emoções. Emoções fortes, sejam negativas ou positivas, tornam-se prejudiciais à saúde.

De acordo com os médicos tradicionais chineses, toda emoção violenta ou prolongada altera o estado energético do órgão que influencia. Por exemplo: como até mesmo nós, ocidentais, sabemos, a ira mina o fígado. A medicina chinesa lista sete emoções principais que devemos manter sob controle: alegria, raiva, medo, amor, tristeza, ódio e desejo. Cada um dos cinco órgãos principais associa-se a uma emoção particular, cujo excesso pode transformar-se em um sentimento patológico, prejudicando, dessa forma, a circulação energética do órgão correspondente.

As combinações de órgão/emoção/emoção patológica são as seguintes:

- Fígado/ardor/raiva
- Coração/alegria/excitação excessiva
- Baço/preocupação/obsessão
- Pulmões/tristeza/depressão
- Rins/ansiedade/medo

(Ver na Tabela 1, na Introdução, as relações com os cinco elementos.)

Se o desequilíbrio energético for prolongado, surgirá uma doença – se física ou mental, dependerá de cada caso individualmente. Vejamos um exemplo: se considerarmos os pulmões, veremos que na tabela dos cinco elementos este órgão está associado à tristeza. A tristeza ou dor que se prolonga muito pode causar confusão na energia qi dos pulmões. Se essa energia continua diminuindo por muito tempo, a pessoa torna-se linfática e cansa-se com facilidade. Depois de um tempo, algo mais sério pode surgir (asma, bronquite crônica, problemas dermatológicos, diminuição das defesas imunológicas, depressão e assim por diante). No caso do coração, a emoção mais perigosa é a excitação excessiva, até mesmo uma alegria exagerada, se for violenta. Na verdade, os ataques de coração não são incomuns nos "afortunados" vencedores da loteria.

É, portanto, prudente prestar atenção às emoções exageradas. As mulheres têm tendência à emotividade, de modo que precisamos nos controlar nessa área. Precisamos evitar agitar-nos ou preocupar-nos excessivamente, dar valor demais a coisas sem importância ou nos esgotar em discussões exaustivas. O filósofo taoísta Lao-Tzu dizia que a sabedoria está no caminho do meio. Portanto, tente, tanto quanto possível, preservar sua paz e serenidade. A prática dos sons terapêuticos irá ajudá-la.

Sons Terapêuticos

Os sons terapêuticos são outro campo em que os chineses foram pioneiros. Mais de dois mil anos atrás, eles descobriram que certos sons exerciam um efeito benéfico sobre o corpo humano, porque suas vibrações têm o poder de harmonizar a energia de órgãos específicos e de regular a circulação energética em seus meridianos correspondentes. Descobriram também que a emissão desses sons tinha um efeito calmante sobre o sistema nervoso e o córtex cerebral. O único equivalente que temos dessa tradição, em nossa cultura ocidental, é o canto gregoriano.

O som pode ser um mantra (palavra ou frase sagrada), como o famoso "Om" tibetano, ou pode seguir um sistema mais técnico, seja taoísta ou budista, que provoque uma relação entre sons e órgãos (Tabela 2).

No sistema taoísta, os sons são sussurrados, enquanto no sistema budista eles são pronunciados com força e ressonância. Para praticar os sons, proceda da seguinte forma:

Fique de pé ou sentada em uma cadeira ou no chão, com as pernas cruzadas e as costas eretas. Cruze as mãos sobre o órgão correspondente ao som que está prestes a emitir, cobrindo a mão direita com a esquerda. Feche os olhos e concentre-se nas vibrações do som, enquanto procura direcioná-lo mentalmente ao órgão em questão. Encha o abdome ao inspirar. Quando expirar, contraia os músculos abdominais enquanto emite o som, de modo que ele "saia da barriga". Não prolongue o som após ter expirado todo o ar; simplesmente inspire novamente e repita o exercício pelo menos 20 vezes, usando o mesmo som (ver Fotos 85 e 86).

Observação: no caso de "Shu", mantenha os olhos bem abertos; de "Chui", vire a ponta da língua para os incisivos superiores, de modo a completar um círculo ininterrupto de energia entre o meridiano frontal médio, Ren Mai, e o meridiano dorsal, Du Mai. Caso deseje trabalhar com uma série de sons durante um mesmo exercício, pronuncie cada um deles pelo menos seis vezes em seguida, mentalmente dirigindo suas vibrações para o órgão em questão. Os chineses dizem que quanto mais forte e claramente o som emergir, mais sintonizada estará a energia com o órgão. Tente! Vai sentir um enorme bem-estar imediatamente.

Tabela 2: Sons Terapêuticos

Órgão Correspondente	Fígado	Coração	Baço	Pulmões	Rins
Sons Taoístas	"Shu"	"Khe"	"Hu"	"Ssss"	"Chui"
Sons Budistas	"Pa"	"Haa"	"Mei"	"Ni"	"Hong"

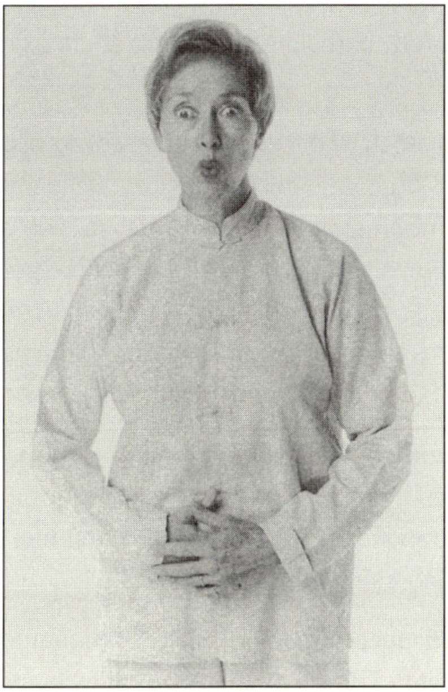

Foto 85

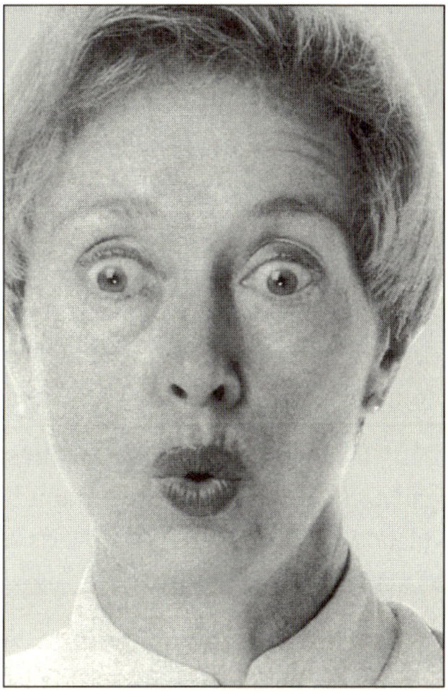

Foto 86

Respiração Dantiana: Visualização do Balão Cor-de-Rosa

"O balão cor-de-rosa" é um exercício de treinamento autógeno, que combina corpo, mente, respiração e visualização. Além de proporcionar calma e completo relaxamento, estimula todos os órgãos internos, graças à respiração abdominal. É, portanto, particularmente útil para regular as funções intestinais, resolvendo problemas abdominais como gases, indigestão e gastrite, além de curar insônia.

Há duas maneiras de fazer este exercício: pode-se decorá-lo e depois praticá-lo recordando todos os detalhes ou deixar-se guiar por alguém que leia o exercício passo a passo. No último caso, a pessoa que a estiver guiando deverá falar vagarosa e suavemente, mantendo um tom regular, de modo a estabelecer um clima condizente com o relaxamento. Uma das metas deste exercício é que o praticante atinja o estado alfa, combinando relaxamento perfeito com acuidade e consciência mental.

Você estará visualizando as energias que circulam por seu corpo e a cor rosa do ar que enche seu abdome, sentindo, ao mesmo tempo, um efeito calmante tanto no corpo como na psique. Lembre-se: respiração abdominal, cor rosa e o som terapêutico "Ssss" assobiado através dos dentes.

Pode-se fazer este exercício em pé, sentada ou deitada. É preferível fazê-lo deitada, o que favorece o relaxamento total. Deite de costas no solo ou no chão, com as pernas esticadas, os calcanhares tocando-se e o queixo ligeiramente para dentro. Coloque a mão esquerda no peito, sobre o coração, e a direita abaixo do umbigo, no *Dantian* (ver Figura 9).

Primeiramente, concentre sua atenção no baixo ventre, sinta como seu estômago aumenta quando você inspira e achata-se quando expira. Depois concentre a atenção no peito. Não deve sentir qualquer movimento na caixa torácica, sob a palma da mão direita. Você deve conseguir sentir o bater do coração. Focalize por um momento o ritmo regular dessas batidas, ouça seu coração. Depois tire a mão do peito e cubra com ela a outra mão, que descansa no estômago. Sinta novamente como seu abdome levanta e abaixa (ver Fotos 87 e 88).

Agora imagine que está inspirando um ar rosa-claro que, pouco a pouco, enche-lhe o ventre. Pense em um balão. Quando inspira, o balão cor-de-rosa infla; quando expira, o balão cor-de-rosa esvazia. Continue fazendo isso por vários minutos, visualizando a cor rosa – tão suave, tão doce, tão calmante.

Depois de algum tempo, comece a dizer mentalmente "relaxe", enquanto inspira e o balão rosa infla, e "esvazie", enquanto expira e o balão rosa se esvazia. Repita estas afirmações interiores até que elas se integrem perfeitamente à sua respiração. Neste ponto, modifique a segunda afirmação, substituindo-a pelo som "Ssss", assobiado audivelmente enquanto expira. Continue fazendo isso até que o som se torne cada vez mais fraco, quase inaudível, e até que seu corpo esteja completamente descontraído, em um perfeito estado de calma.

Para concluir o exercício, volte à consciência mental, movimente as mãos e os pés, estique-se em todas as direções, sente-se e massageie o rosto e a cabeça com a ponta dos dedos. Finalmente, cruze as mãos com a esquerda sobre a direita na parte inferior do estômago e leve a energia de volta ao *Dantian*.

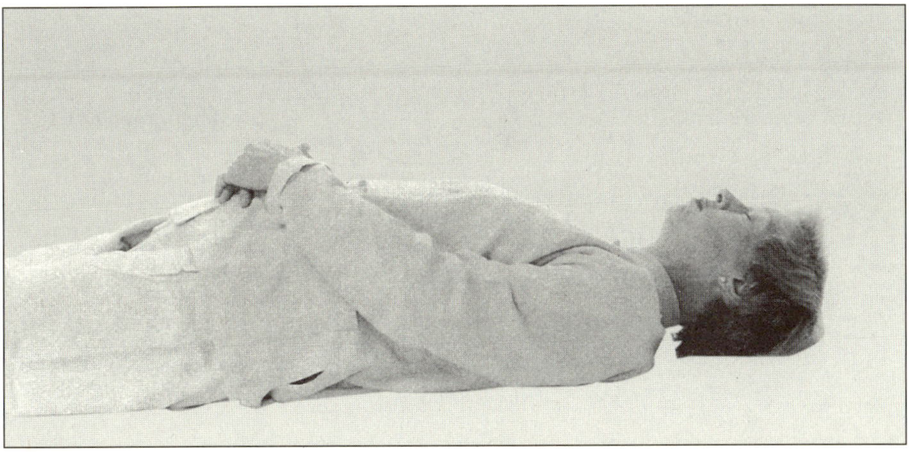

Foto 87

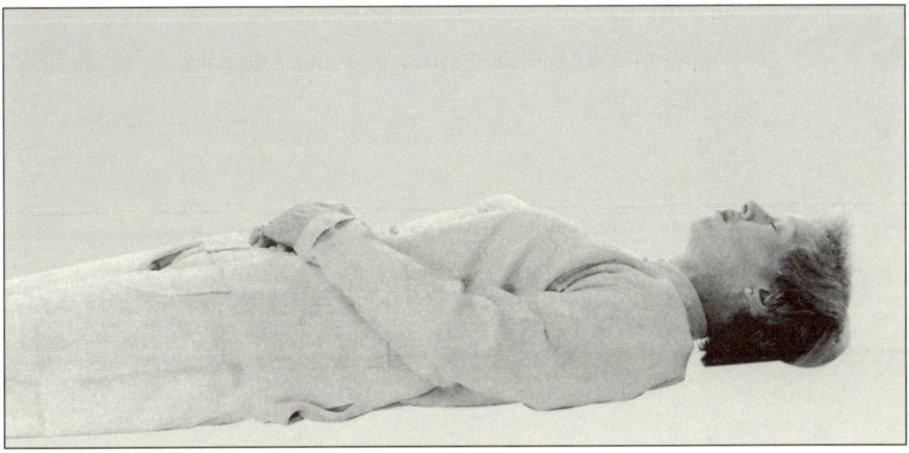

Foto 88

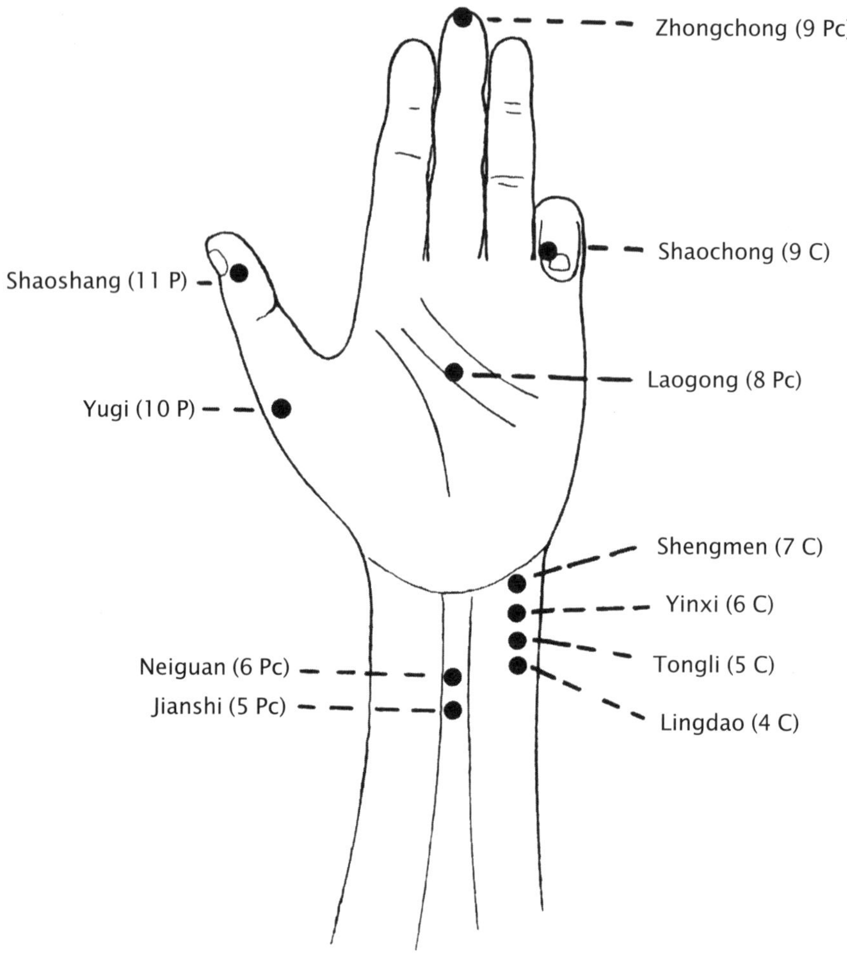

Figura 11: Os pontos antiestresse da mão e do pulso

Acupressão nos Pontos Antiestresse

A fim de acalmar "o fogo do coração" para suavizar a raiva, a ansiedade e o nervosismo, empregamos alguns exercícios digitais de acupressão, que podem ser realizados mesmo em momentos de estresse. Os pontos envolvidos pertencem, em sua maioria, aos meridianos dos órgãos mais influenciados pela ansiedade: o coração, o pericárdio e o fígado. Para localizar os pontos, estude as Figuras 11 a 13.

Exerça pressão, durante vários minutos, nos pontos enumerados abaixo. Inicie, em todos os casos, inspirando e depois pressione enquanto expira.

- *Neiguan* (6 Pc), cerca de 2 "distâncias", ou cun (ver Figura 3 para explicação das medidas), acima da dobra da parte interna do pulso, entre os dois tendões flexores.
- *Lingdao* (4 C), 1 ½ cun acima da dobra da parte interna do pulso para a parte externa do tendão cubital anterior.
- *Tongli* (5 C), abaixo do *Lingdao*, 1 cun acima da dobra da parte interna do pulso.
- *Yinxi* (6 C), o seguinte abaixo do *Tongli*, ½ cun acima da dobra da parte interna do pulso.

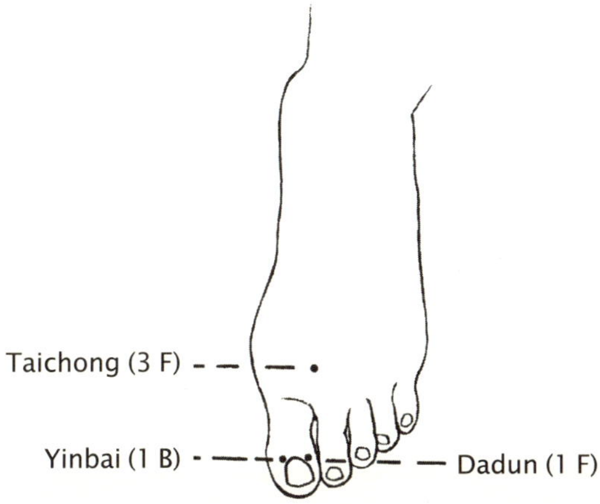

Figura 12: Os pontos antiestresse do peito do pé

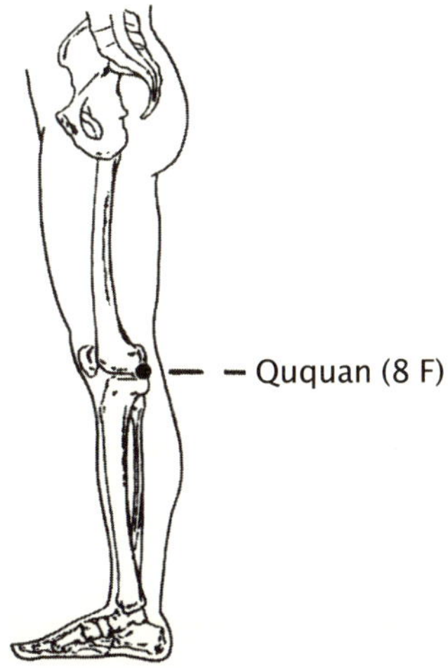

Figura 13: O ponto antiestresse do joelho

- *Shengmen* (7 C), abaixo do *Yinxi*, exatamente na dobra da parte interna do pulso.
- *Taochong* (3 F), no espaço entre o primeiro e o segundo dedos do pé, 1 ½ cun acima de sua junção.
- *Ququan* (8 F), na extremidade interna da prega na parte posterior do joelho.

Massageie também toda a área do esterno, para cima e para baixo.

Esta terapia pode ser concluída com uma massagem dos meridianos dos braços (ver Capítulo 4).

4
Como se Manter em Grande Forma

Massageando os Meridianos
(Cinco minutos)

Massagear a parte interna e externa dos braços e das pernas pode, em apenas alguns minutos, dar a todo o seu corpo uma carga energética, uma vez que estimula pelo menos 12 pontos de acupuntura.

Este exercício é muito útil para pessoas que ficam sentadas durante longas horas, porque combate a estagnação do sangue nas pernas, evitando, portanto, cãibras e varizes. Também ajuda a combater a pressão alta, a retenção de água em todo o corpo e o excesso de peso.

Você pode fazer este exercício em pé ou sentada. Massageie cada membro 12 vezes seguidas, todas as manhãs – e também todas as noites se tiver problemas circulatórios. Inspire quando a massagem for em direção ao tronco e expire quando for em direção às extremidades. *Certifique-se* de massagear na direção indicada.

Massagem nos Braços. Coloque a mão direita no peito, perto do ombro esquerdo, depois deslize a palma, em um movimento contínuo, descendo pela parte interna do braço esquerdo, terminando na ponta dos dedos da palma esquerda. Vire o braço esquerdo e deslize a palma direita, subindo pela parte externa do braço até alcançar o ombro. Pressione ligeiramente o ponto *Jianjing* (2 V), na pequena concavidade acima da clavícula (ver Figura 8). Repita 11 vezes. Depois faça a mesma massagem usando a mão esquerda sobre o braço direito (ver Fotos 89 a 100).

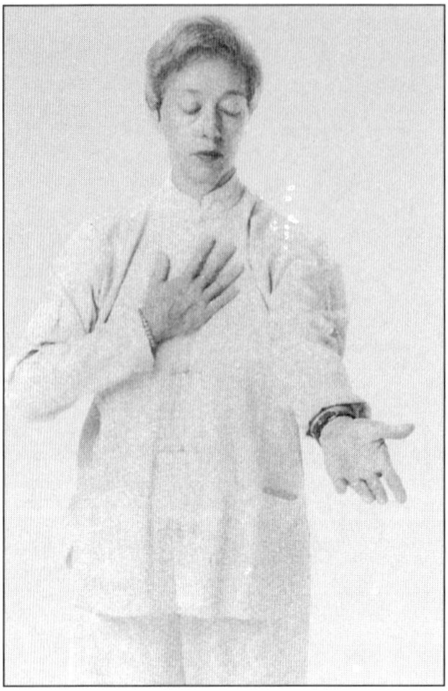

Foto 89

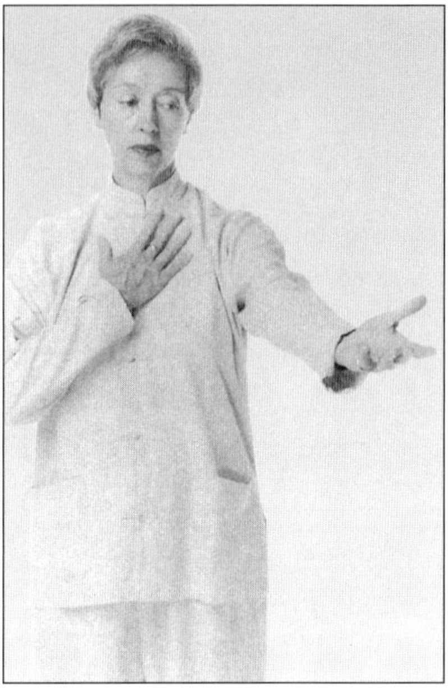

Foto 90

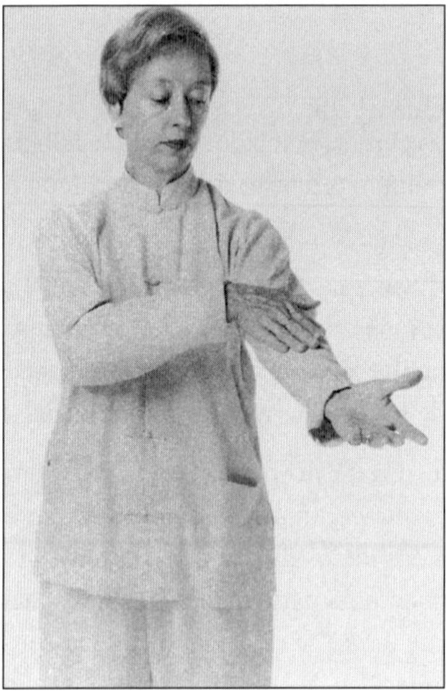

Foto 91

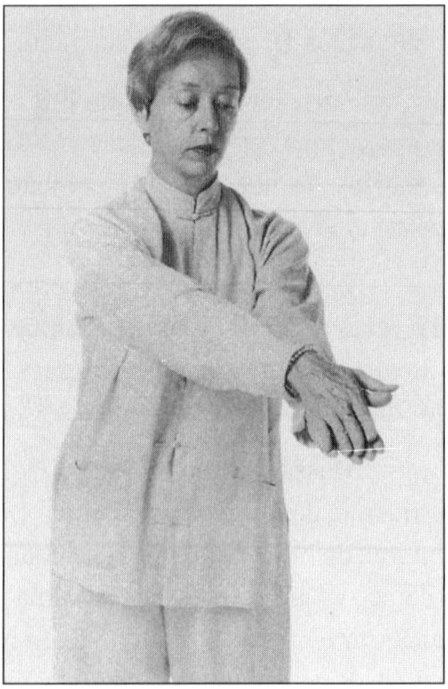

Foto 92

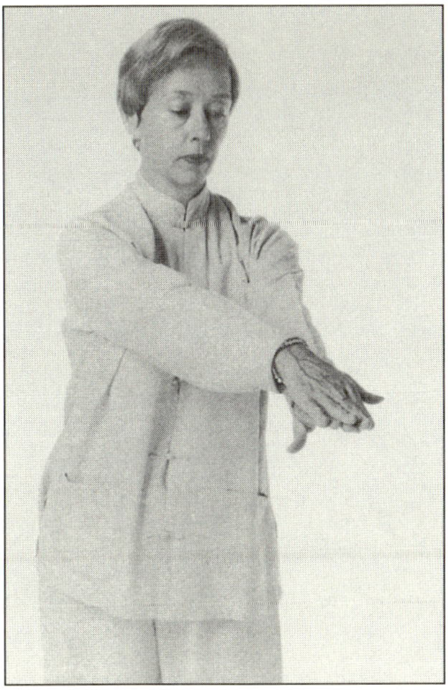

Foto 93

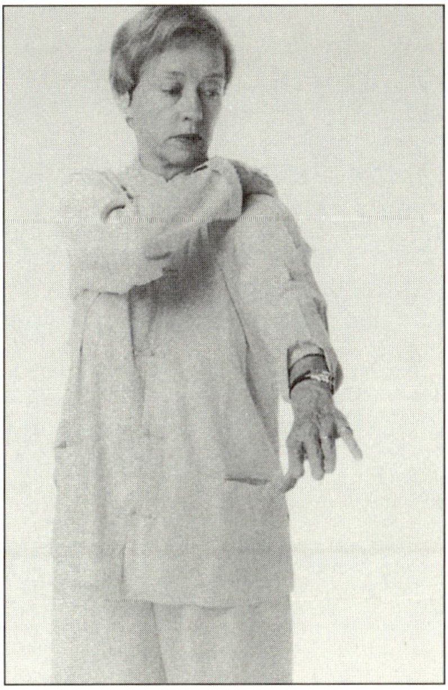

Foto 94

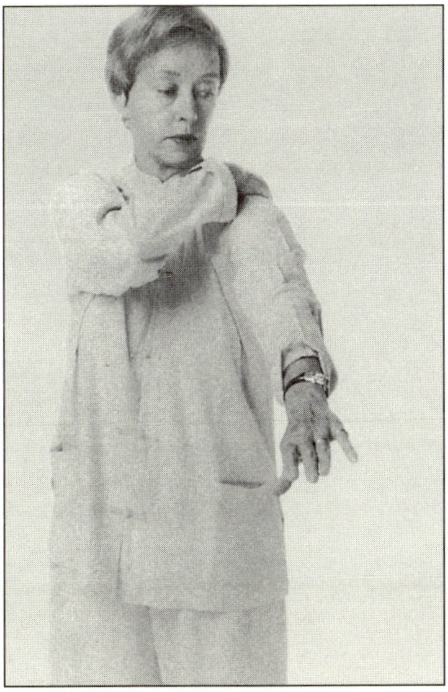

Foto 95

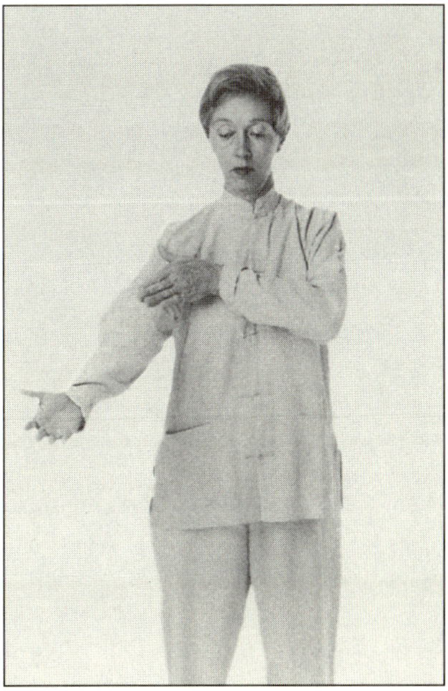

Foto 96

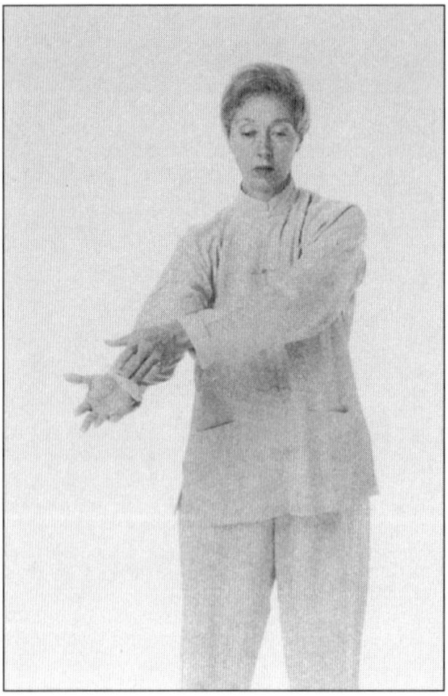

Foto 97

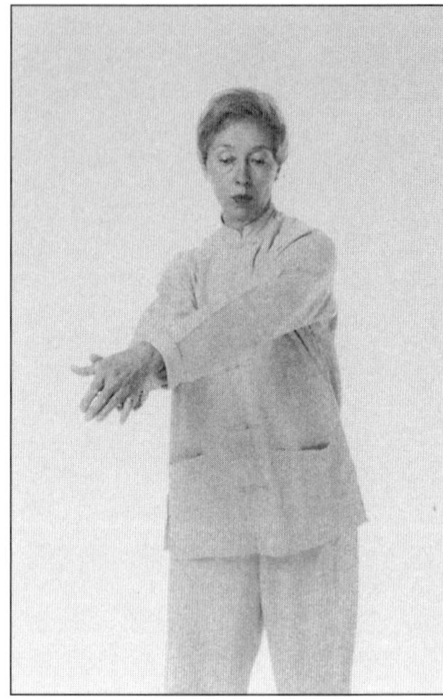

Foto 98

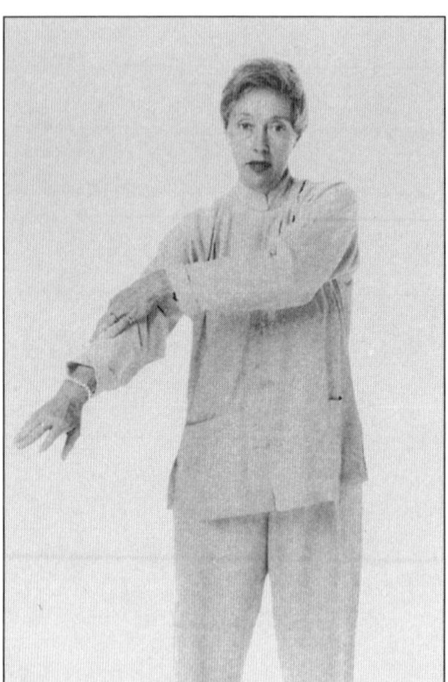

Foto 99

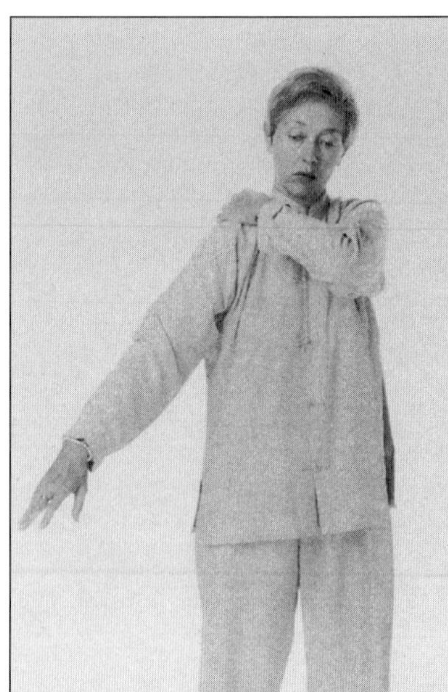

Foto 100

Massagem nas Pernas. Sente-se no chão, se possível. Começando da extremidade interna dos pés, massageie subindo ao longo da parte interna das pernas e coxas, até alcançar a virilha. Depois desça as mão sobre os quadris, em direção à parte externa das pernas. Mantenha os polegares e as palmas das mãos bem separados, de modo a poder massagear, simultaneamente, os lados e a parte de trás das pernas (ver Fotos 101 a 112).

Tendo aprendido este exercício, comece a seguir mentalmente o fluxo de energia ascendente e descendente, ao longo dos meridianos.

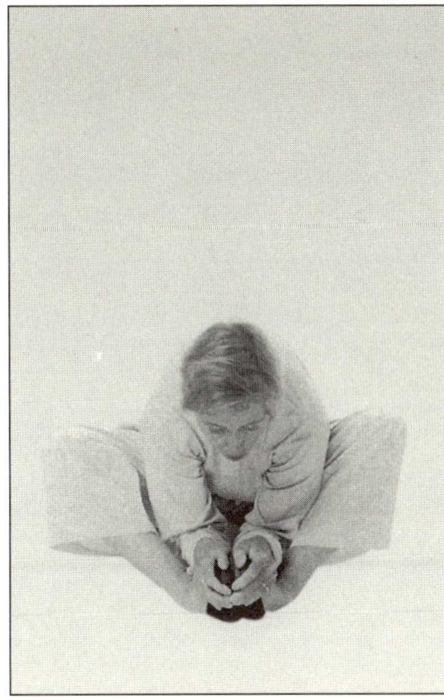

Foto 101

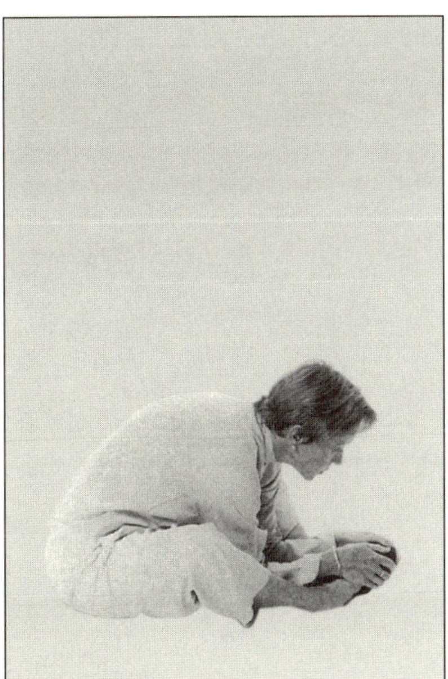

Foto 102

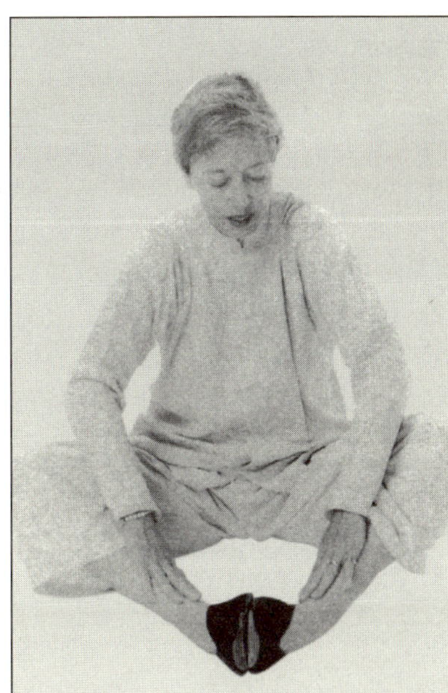

Foto 103

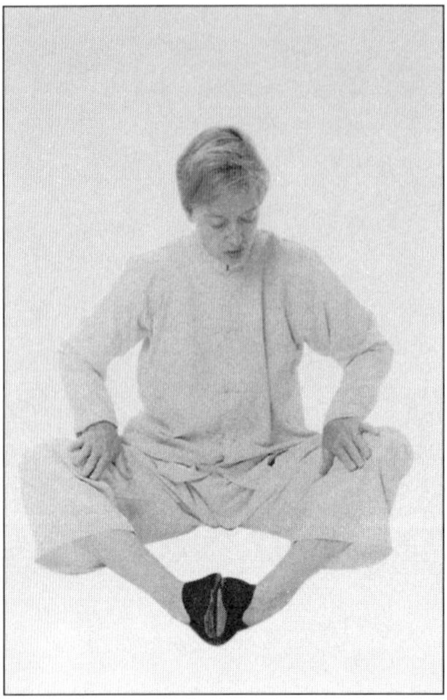

Foto 104

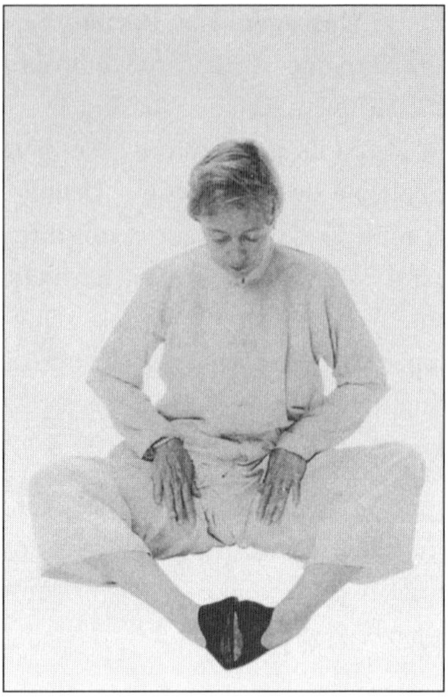

Foto 105

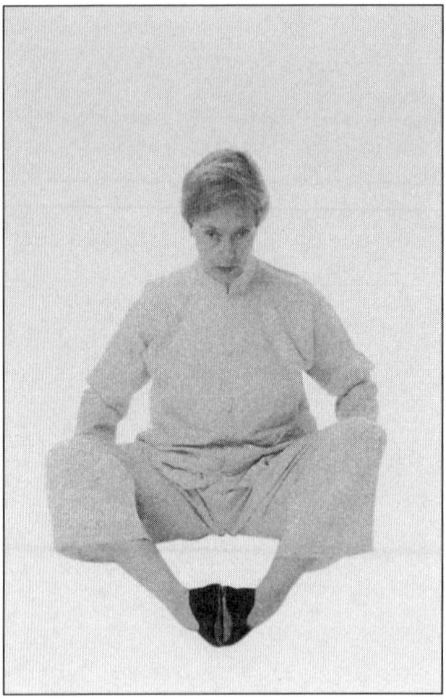

Foto 106

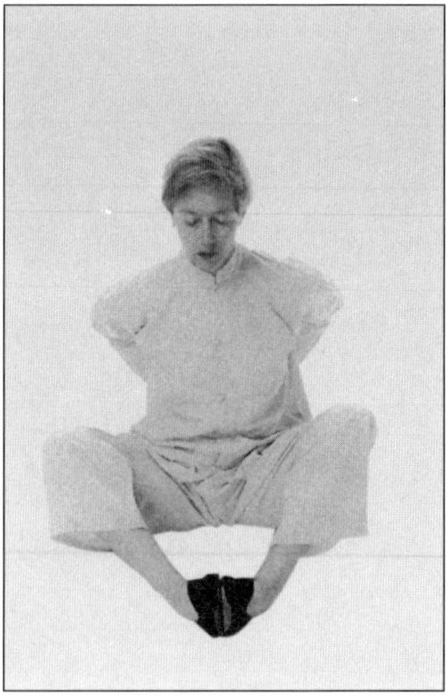

Foto 107

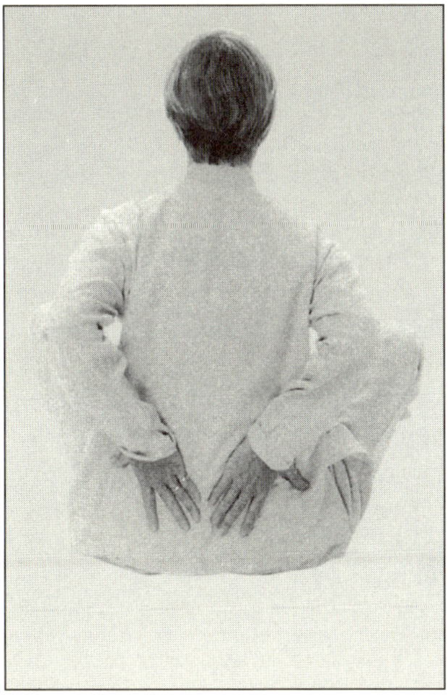

Foto 108

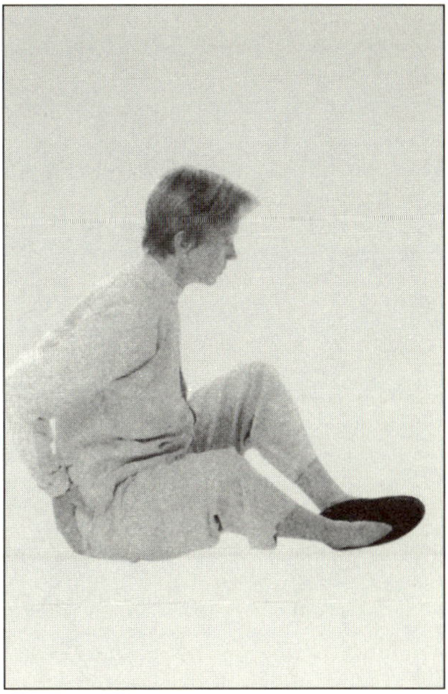

Foto 109

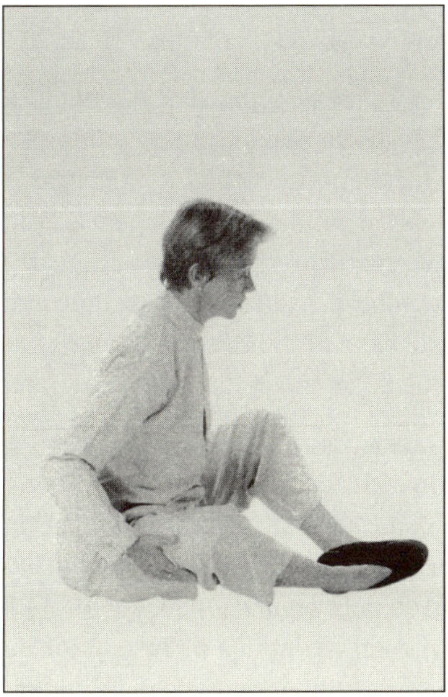

Foto 110

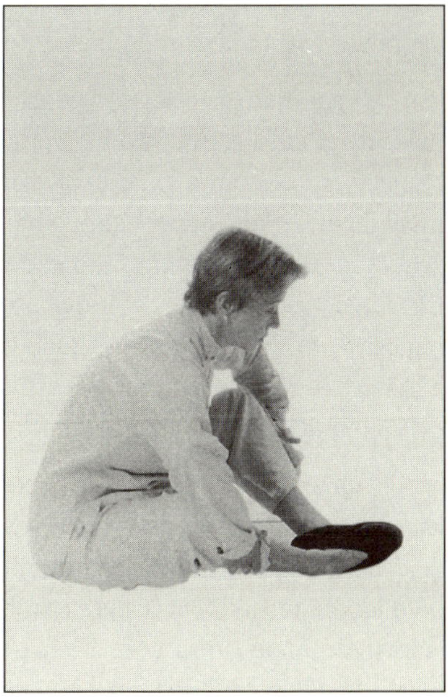

Foto 111

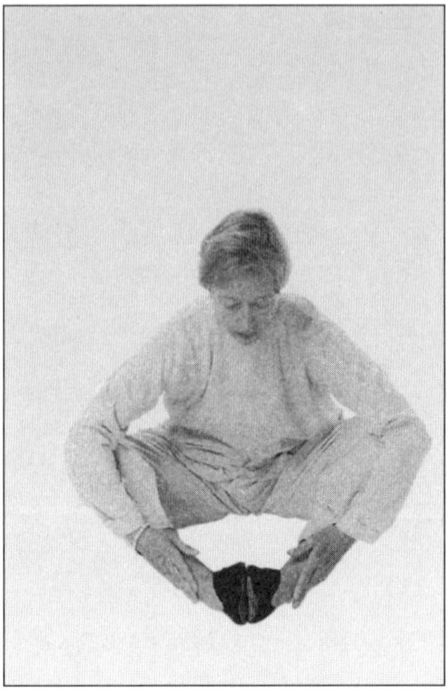

Foto 112

Massageando os Meridianos do Tronco. Realizado pela manhã, este rápido exercício (dois a três minutos) faz circular a energia em toda a parte superior do corpo. Alivia o cansaço nos ombros e, quando feito rapidamente, nos aquece bem depressa. Estimula os meridianos dos pulmões, rins e vesícula (ver Fotos 113 a 120).

Faça este exercício de pé, com as pernas ligeiramente separadas. Mantenha a mão esquerda na frente do corpo, com o polegar descansando no seu púbis. Ao inspirar, suba com a mão esquerda pela linha mediana do corpo, até alcançar o nível da clavícula, depois abra a palma da mão sobre o peito e deslize-a para a axila esquerda, descendo pelo lado esquerdo do corpo enquanto expira, até alcançar a metade da coxa. Depois coloque a mão direita no púbis e deslize-a com exatamente o mesmo movimento sobre o lado direito do torso. Depois comece novamente com a mão esquerda; em outras palavras, alterne as mãos, de modo que, enquanto uma está subindo, a outra está descendo.

Quando tiver aprendido o exercício, visualize mentalmente o fluxo de energia ascendente ao longo do tronco, depois descendente para a perna (meridiano da vesícula), seguindo todo o caminho até a ponta dos dedos, para subir novamente pelo lado interno da perna até o púbis, onde, guiado pela segunda mão, começará a subir pelo torso outra vez. "Esta concentração mental multiplica os benefícios da massagem", diz a Dra. Grace Yu, de Xangai, que me ensinou o exercício. "Com um pouco de treino, logo sentirá uma sensação benéfica de calor nos membros."

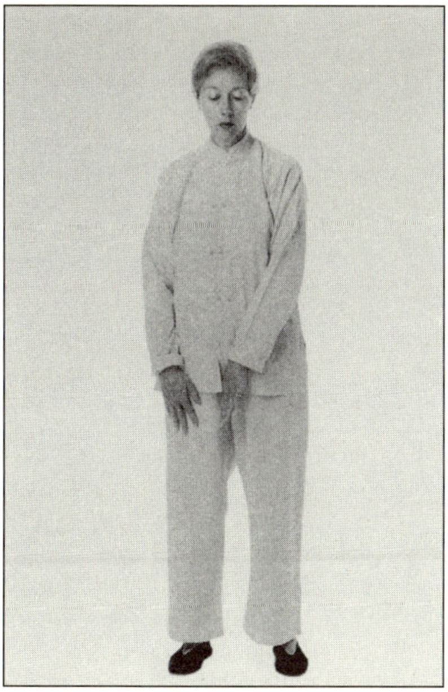

Foto 113

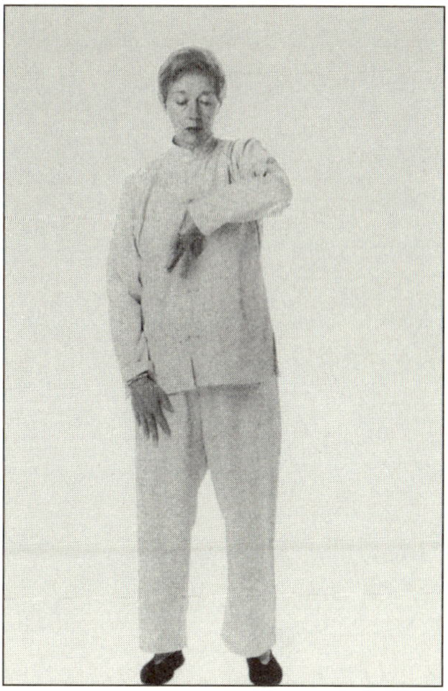

Foto 114

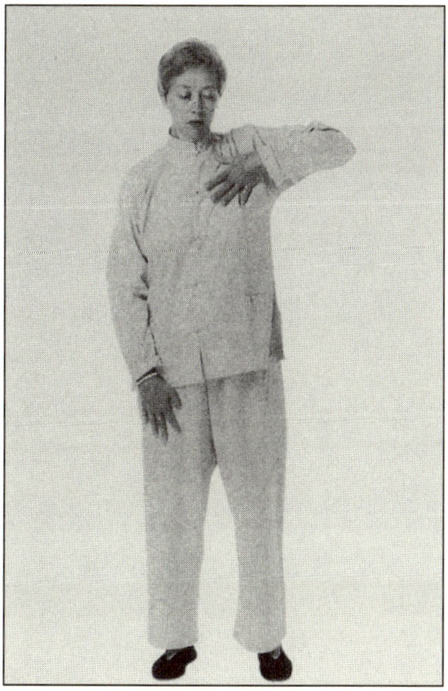

Foto 115

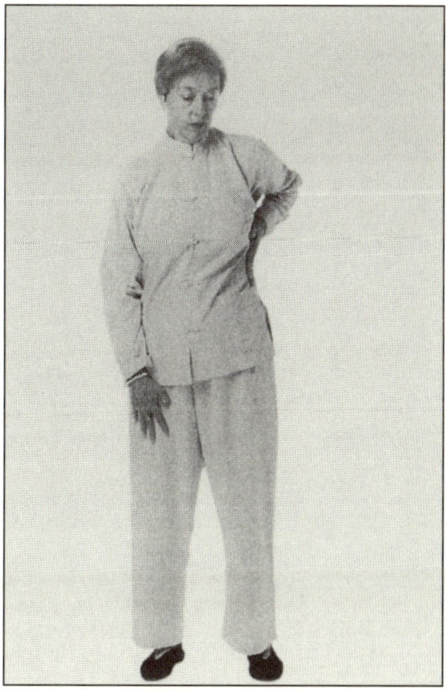

Foto 116

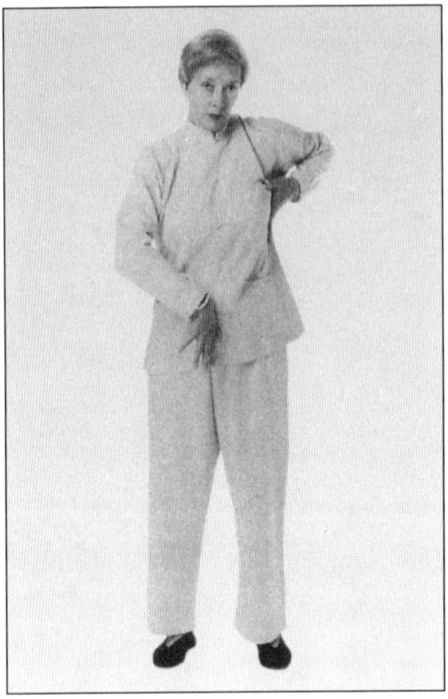

Foto 117

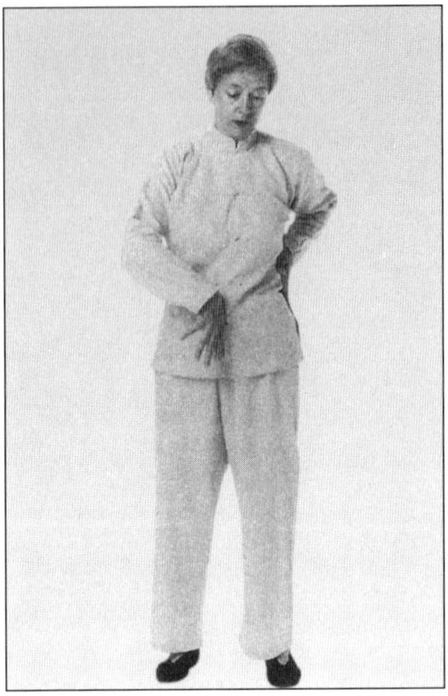

Foto 118

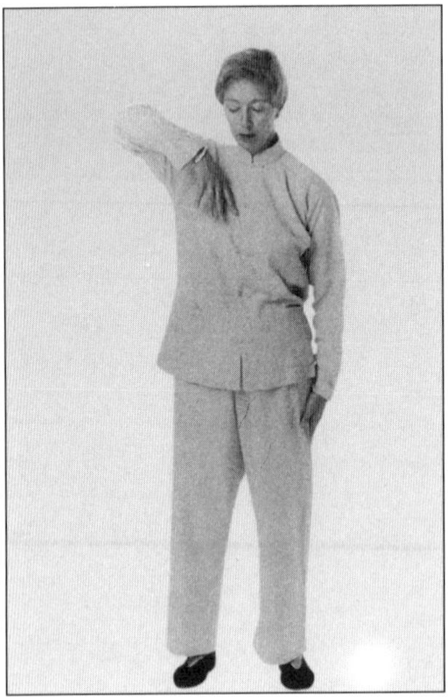

Foto 119

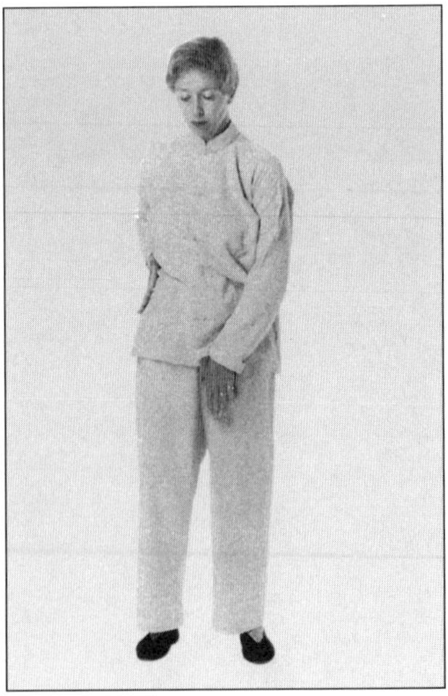

Foto 120

"O Falcão Levanta Vôo"
(Cinco minutos)

Exercício de Mas Rodgers. Este exercício fortalece a visão (que é associada ao falcão), relaxa os ombros e melhora a circulação energética no meridiano do fígado, o órgão ligado aos olhos e ao som "Xu". Ele também descontrai o cérebro, levando-lhe sangue quando a cabeça fica para baixo, e estimula os pontos *Shu* do meridiano da bexiga, localizados entre as omoplatas. A última parte do exercício relaxa a região lombar, com freqüência repositório de tensões.

Se no início não puder virar as mãos completamente, cruze-as atrás das costas e persevere, pois irá conseguir mais cedo ou mais tarde.

Contra-indicação: pule a Parte 5 deste exercício se tiver pressão alta – sem exceções!

Inicie ficando em pé, muito ereta, com os pés ligeiramente separados e segurando as mãos atrás das costas com os dedos entrelaçados e as palmas voltadas para cima (Foto 121).

1. (Ver Foto 122) Enquanto inspira, mantendo os dedos entrelaçados, volte as palmas das mãos para fora e continue girando-as até que estejam voltadas para o

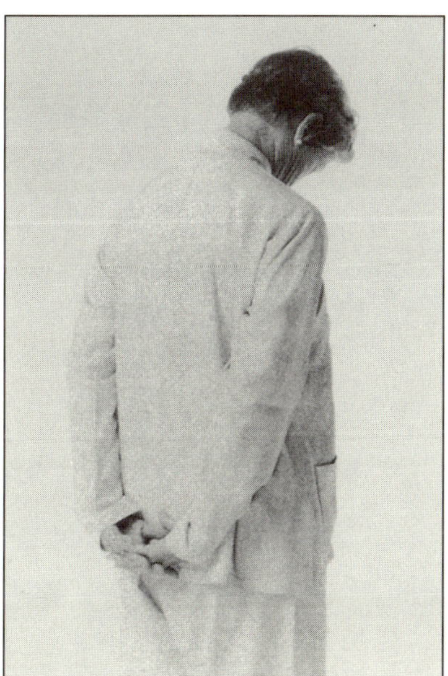

Foto 121

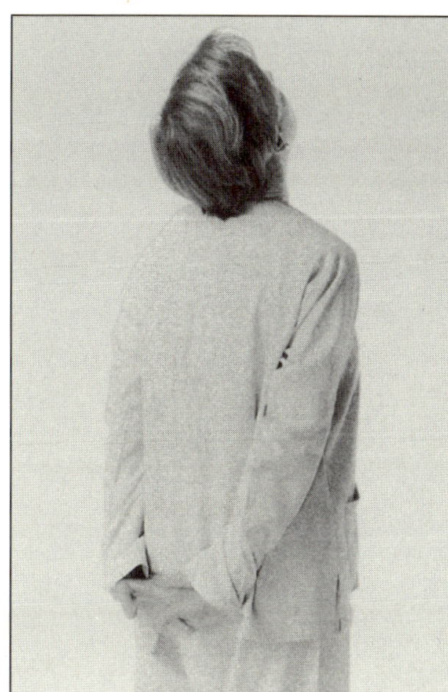

Foto 122

chão. Ao mesmo tempo, erga os ombros ligeiramente, incline as costas de modo que se curvem suavemente para fora e olhe para cima. No final da inspiração, empurre as palmas para baixo. Faça uma pausa pequena nesta posição.

2. (Ver Fotos 123 e 124) Ao inspirar, deixe que seus ombros caiam enquanto suas mãos giram na direção oposta, indo para o corpo e depois descendo, até que as palmas estejam novamente voltadas para baixo. Seus braços devem estender-se totalmente e as omoplatas puxadas para bem perto uma da outra. Concentre-se nos pontos *Shu* do meridiano da bexiga, localizados entre as omoplatas (ver Figura 8), pois esses pontos são estimulados durante esta fase do exercício.

Acompanhe o movimento abaixando a cabeça até o peito. Evite curvar a espinha, empurrando a base de sua pélvis para frente. Faça uma pausa e depois inspire outra vez enquanto gira as palmas das mãos na direção oposta, até readquirir sua posição original. Repita o exercício três vezes.

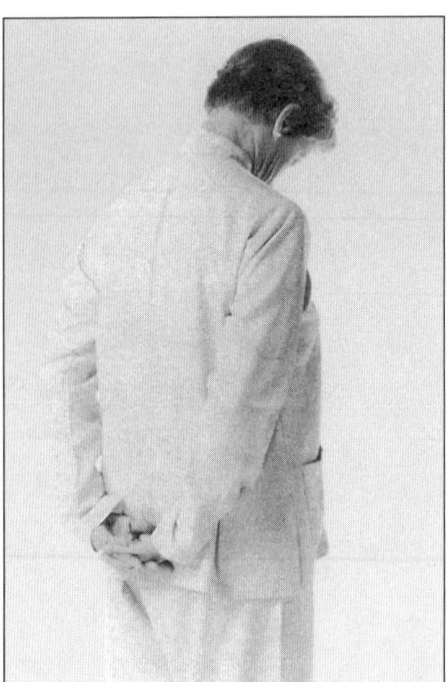

Foto 123

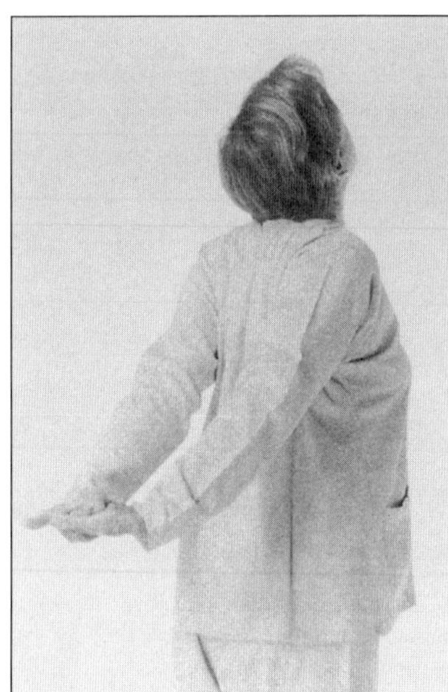

Foto 124

3. (Ver Foto 125) Após a última expiração, inspire e curve-se para frente, dobrando o corpo somente na linha da cintura, com as costas eretas e o queixo para fora. Ao mesmo tempo, levante os braços atrás das costas, com os dedos entrelaçados. Erga-os o mais que puder sem forçar. Faça uma breve pausa nesta posição.

4. (Ver Fotos 126 a 128) Ao expirar, pronuncie o som terapêutico "Xuuu...", abaixando as mãos, separando-as e colocando as palmas na parte inferior das costas, de ambos os lados da espinha, depois deslizando-as para a parte de trás das coxas e pernas até os calcanhares e ao longo da parte externa dos pés, sobre os dedos dos pés, até tocar o dedão.

5. (Ver Foto 129) Ao final da expiração, mantenha esta posição, deixando que sua cabeça e seus braços caiam naturalmente e relaxando o corpo completamente enquanto olha entre as pernas e atrás de você. Nesta posição, faça algumas meias respirações, seguidas de expirações completas, acompanhadas pelo som "Xuuu...".

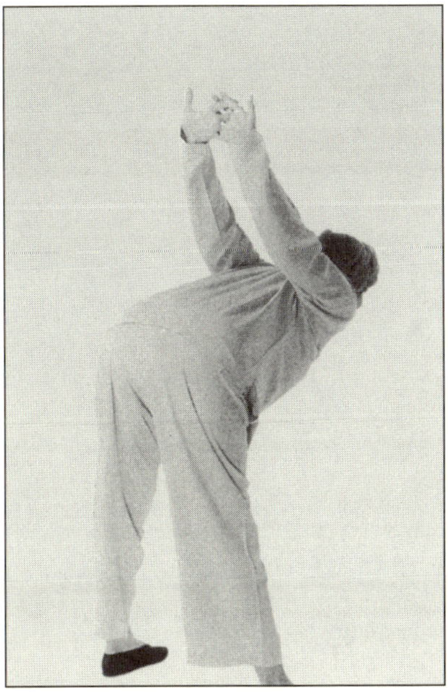

Foto 125

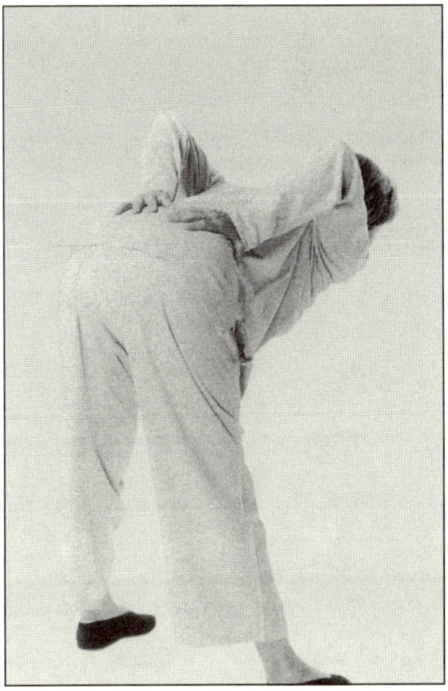

Foto 126

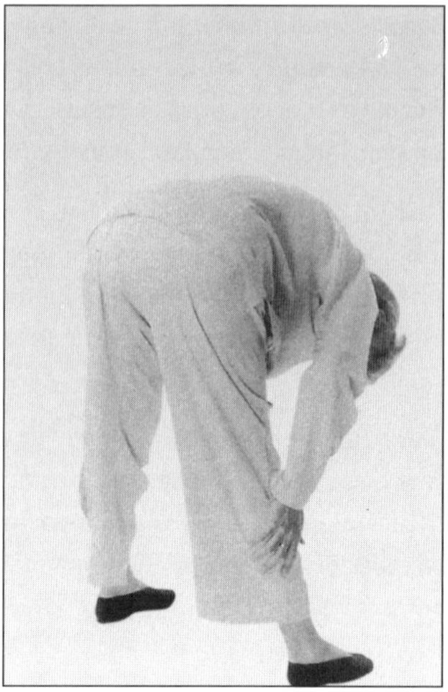

Foto 127

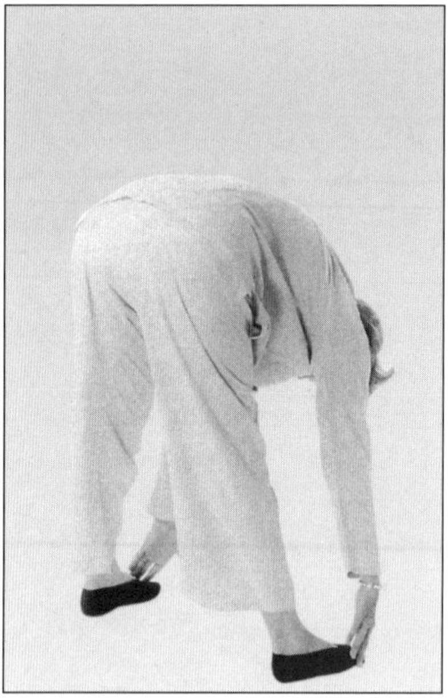

Foto 128

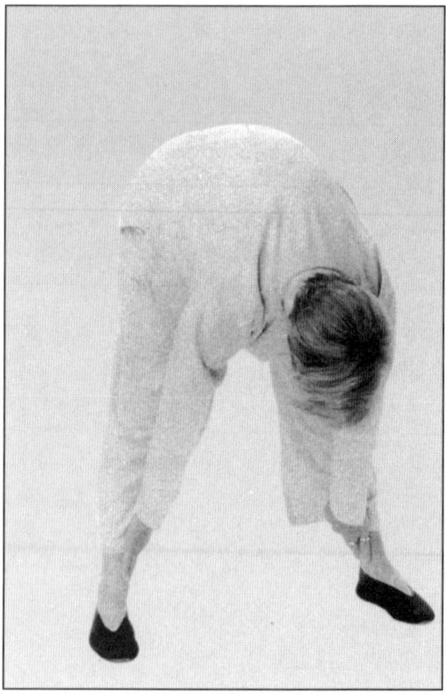

Foto 129

6. (Ver Fotos 130 e 131) Quando sentir que está pronta para continuar, suba as mãos para a parte interna das coxas, endireitando vagarosamente seu torso. As pernas devem estar dobradas, como se você estivesse montando um cavalo. Mantenha o tronco para frente e a espinha absolutamente reta. Esta é uma posição que alonga os músculos lombares, trazendo-lhes grandes benefícios.

7. (Ver Fotos 132 a 138) Mantendo a mesma postura, vire a cabeça para a esquerda e expire enquanto pronuncia o som "Xuuu..." sobre o ombro esquerdo, colocando sua mão direita na parte interna da coxa direita, que agora está sustentando a maior parte do peso de seu corpo. Não force.

Volte a cabeça para frente outra vez e inspire. Depois vire a cabeça para a direita e expire enquanto pronuncia o som "Xuuu..." sobre o ombro direito, colocando a mão esquerda na parte interna da coxa esquerda. Esta parte do exercício desbloqueia a região lombar.

Finalmente, torne a inspirar, olhando para frente, e depois, enquanto expira vagarosamente, aprume-se, pronunciando o som "Xuuu...". Termine cruzando a mão esquerda sobre a direita no *Dantian*.

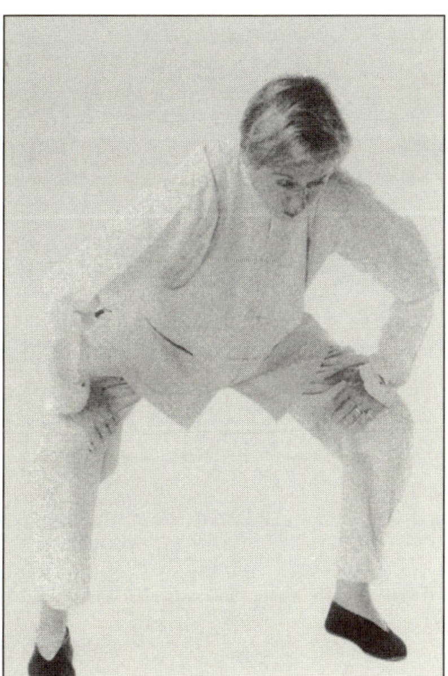

Foto 130

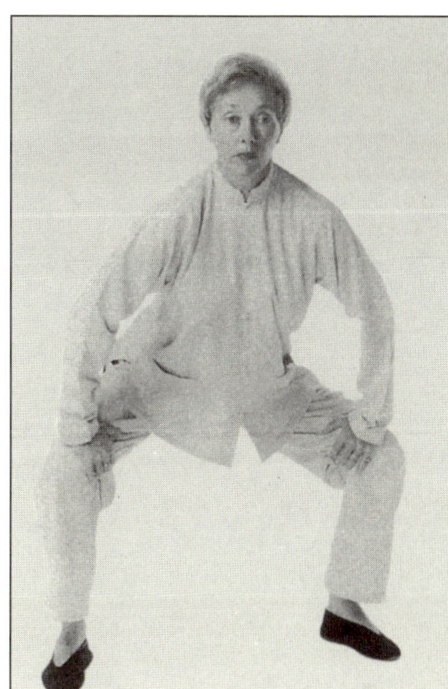

Foto 131

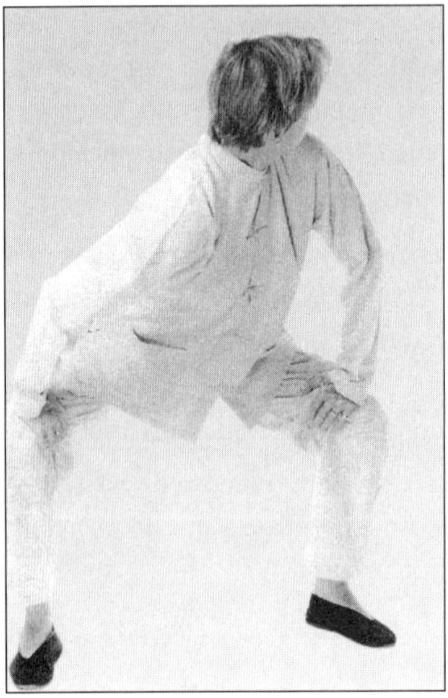

Foto 132

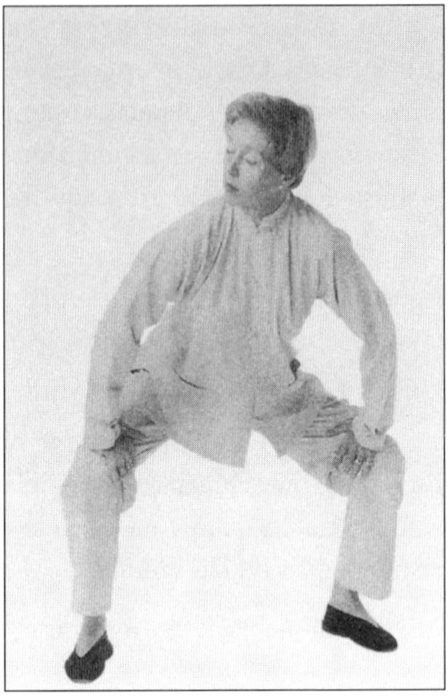

Foto 133

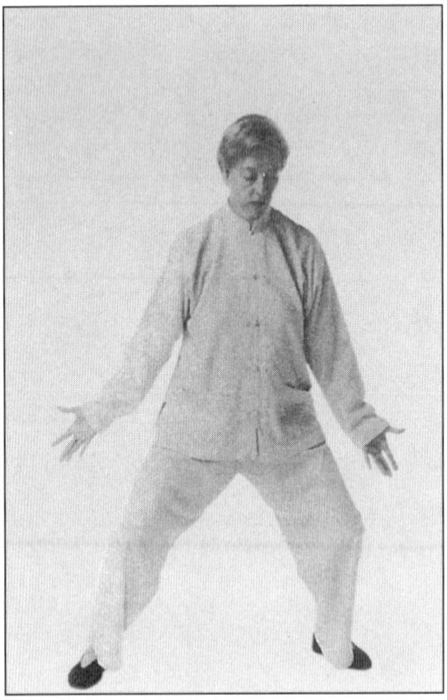

Foto 134

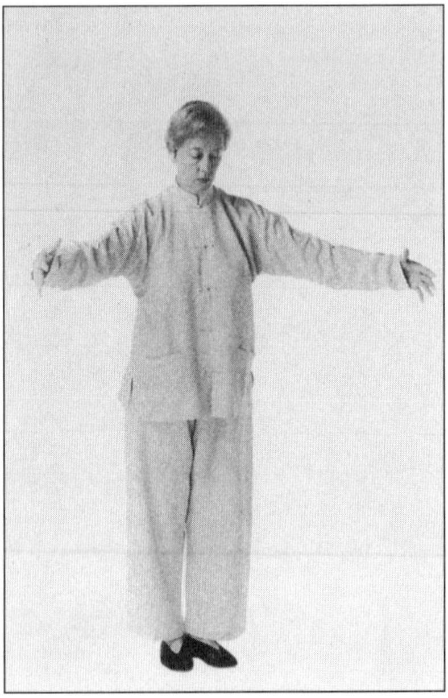

Foto 135

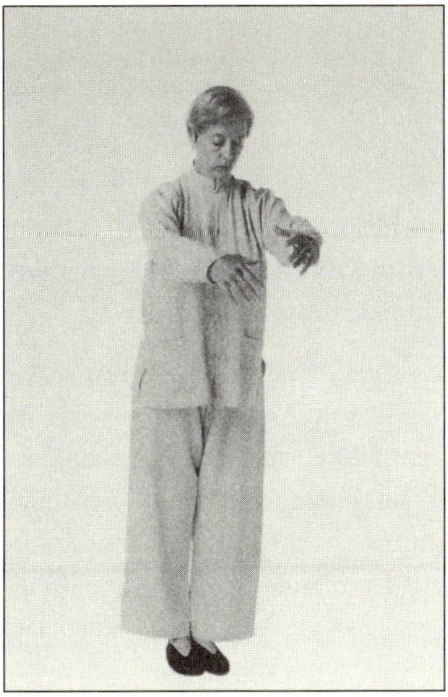

Foto 136

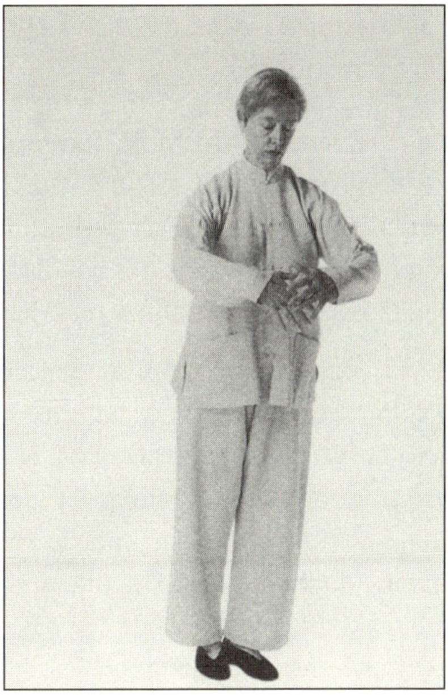

Foto 137

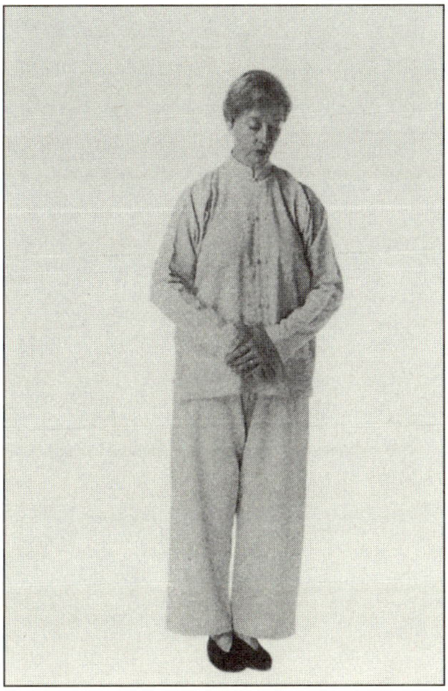

Foto 138

"Saudações ao Céu e à Terra"
(Três minutos)

Exercício de Mas Rodgers. Este exercício alonga e fortalece a coluna vertebral (ver Fotos 139 a 146). O som terapêutico usado é "Hiii...", com o *H* fortemente aspirado. Este som está ligado ao meridiano do pericárdio (Pc), bem como ao meridiano das três cavidades, ou seja, o triplo aquecedor (TA): tórax, alto e baixo ventre. Este último meridiano regula a tireóide e o metabolismo.

Fique de pé, com as pernas esticadas, os braços ao lado do corpo. Ao inspirar, coloque as mãos na frente das coxas e deslize-as, muito de leve, subindo pelo corpo até o peito. Depois, levantando os cotovelos, suba com as mãos ao longo das orelhas e até acima da cabeça, esticando totalmente os braços. As palmas das mãos devem estar uma de frente para a outra, com as pontas dos dedos apontando para o céu. Durante a inspiração, visualize mentalmente o fluxo do qi subindo da terra através de seu pés e elevando-se através dos movimentos de suas mãos até entrar no cérebro.

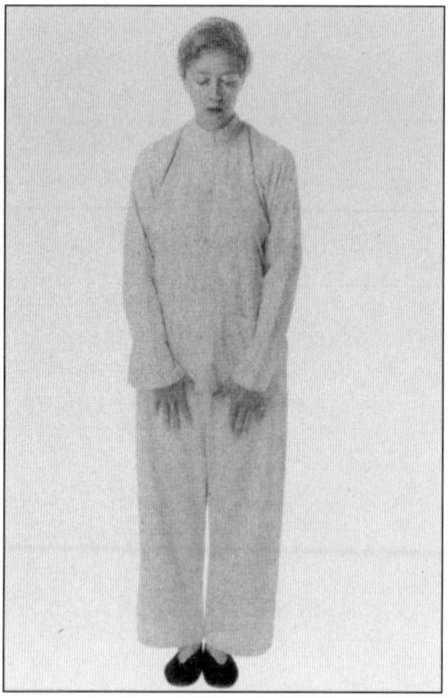

Foto 139

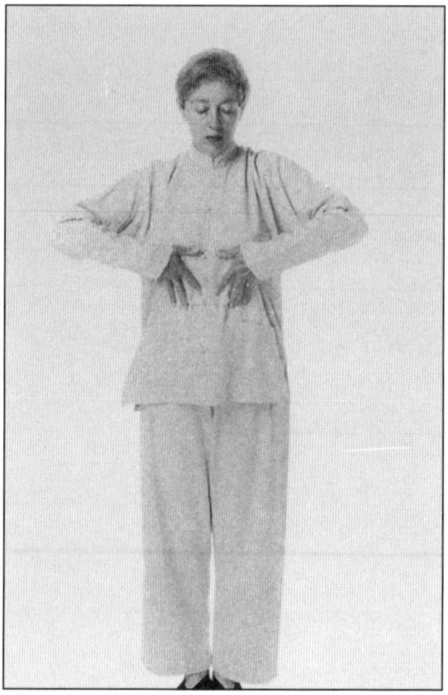

Foto 140

Enquanto expira, dê um passo para a direita, de modo que seus pés estejam alinhados com os quadris, vire as palmas das mãos para frente, depois incline-se para frente, dobrando apenas a cintura, sem arquear as costas nem dobrar os joelhos, e empurre o ar à sua frente, com as mãos e os braços esticados e os pulsos dobrados para trás, até que seu torso e seus braços fiquem paralelos ao chão. Depois encurve também as costas até tocar os dedos dos pés, com os braços relaxados. Durante toda a expiração, pronuncie o som "Hiii..." suavemente, soltando o ar o mais longamente possível.

Ao inspirar, estique vagarosamente o corpo, vértebra por vértebra, visualizando o alongamento progressivo das vértebras lombares, depois das dorsais e depois das cervicais, enquanto suas mãos deslizam pela parte interna das pernas e coxas, seguindo pela parte frontal do torso, como na primeira inspiração do exercício.

Repita o exercício até sentir que sua espinha está completamente relaxada.

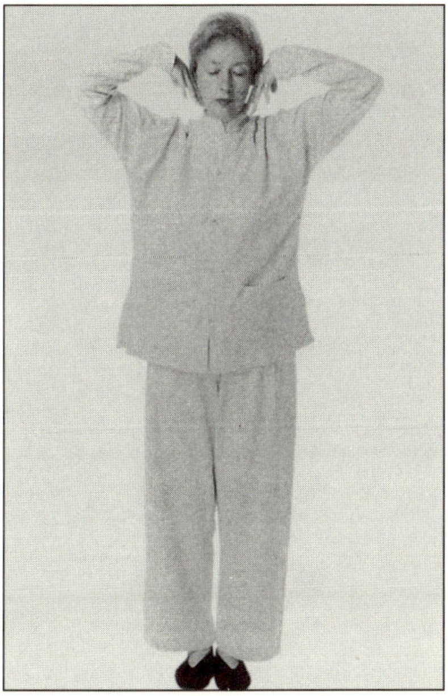

Foto 141

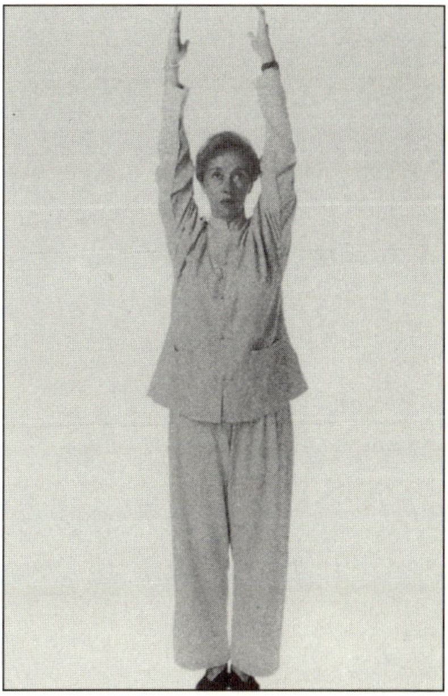

Foto 142

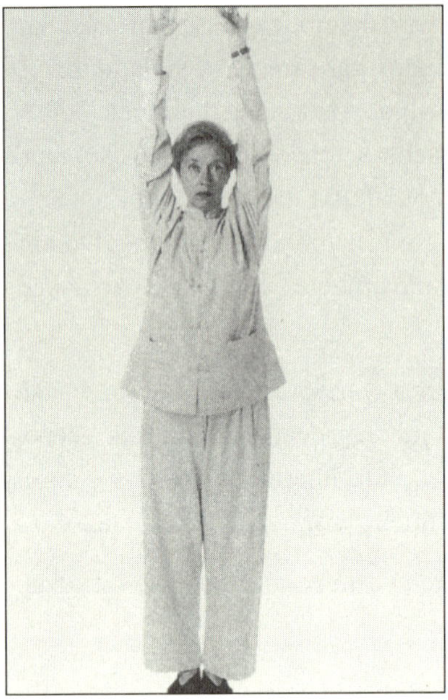

Foto 143

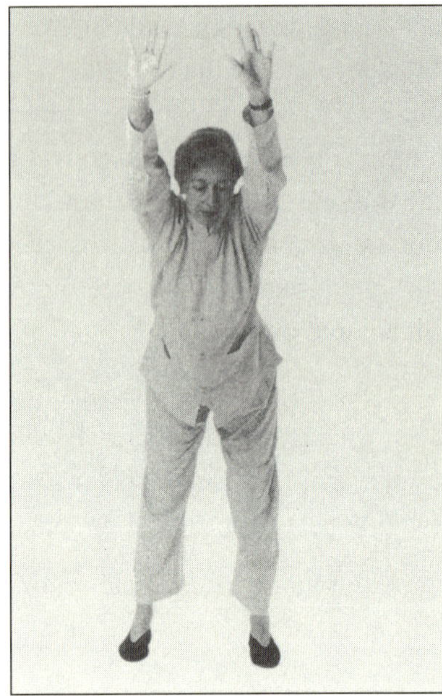

Foto 144

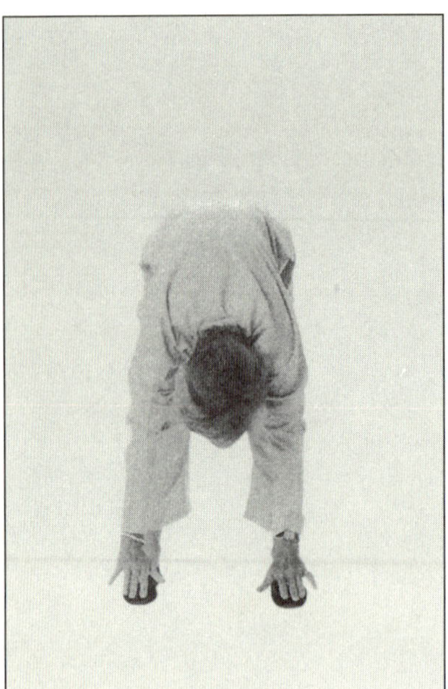

Foto 145

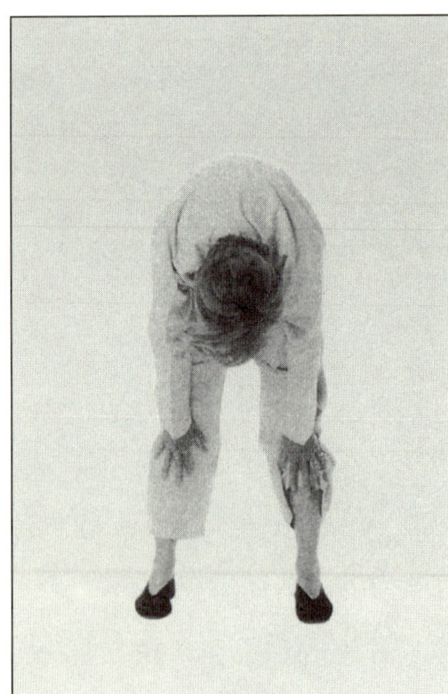

Foto 146

Estimulando o Mingmen, a Porta da Vida
(Três minutos)

Mingmen (4 DM), a "Porta da Vida", é o receptáculo da energia especial dos rins. Para saber sua posição na espinha e a maneira de estimulá-lo, veja a Figura 8 e o texto respectivo no Capítulo 1.

Os Seis Círculos do Dragão
(Oito minutos)

Este exercício é descrito, em sua totalidade, no segundo segmento do Capítulo 2.

Abrindo os Meridianos
(Três a cinco minutos por meridiano)

Exercício Ensinado pelo Instituto Europeu de Qi Gong. Quando fizer este exercício, comece do lado do corpo que estiver mais solto. Repita três a oito vezes de cada lado.

Meridiano do Estômago

O corpo humano, conectado a todo o universo, é sensível aos distúrbios externos. Quando o meridiano do estômago é perturbado de uma forma grave, as seguintes patologias podem manifestar-se: cáries dentárias, dores na mandíbula, na clavícula, nas pernas e rótulas, tendinites, contrações musculares, como cãibras, e uma sensação de opressão no peito. Essas patologias podem ser acompanhadas por dores estomacais. Para sanar a situação, você precisa abrir e "esticar" o meridiano do estômago, de modo a desbloqueá-lo e energizá-lo (ver Fotos 147 a 154).

Dê um passo à frente com o pé esquerdo, descansando-o no calcanhar, de modo que a sola do pé permaneça no ar, e inspire com as mãos cruzadas sobre o peito. Depois expire, descansando o peso do corpo na perna direita dobrada, enquanto suas mãos descem deslizando pela frente da perna esquerda esticada, até os dedos dos pés, como se estivesse "passando a ferro" o pé esquerdo, de modo que a sola fique encostada no chão. Enquanto isso, mude o peso do corpo para a perna esquerda, dobre os dedos do pé direito, que está atrás de você, e levante a sola do pé e o calcanhar, de modo que o pé descanse no segundo dedo, que é a extremidade do meridiano do estômago. Inspire outra vez e descreva um arco a partir do pé esquerdo, com os braços e as mãos entrelaçadas, terminando acima da cabeça. Faça uma pequena pausa nesta posição, expire enquanto desce as mãos e cruza-as no peito. Inspire e faça a mesma seqüência de movimentos do lado direito. Siga os movimentos das mãos com o olhar.

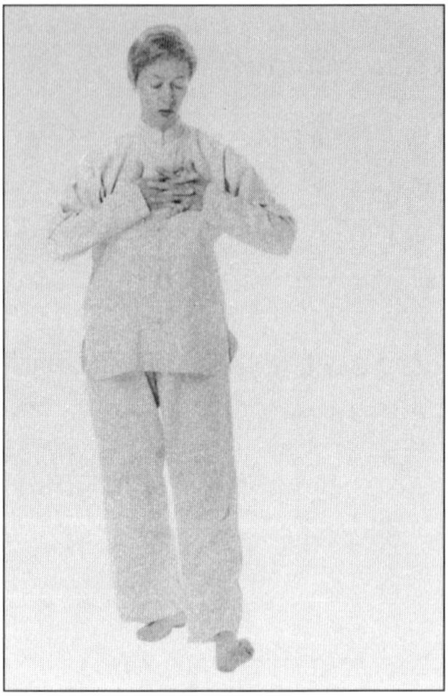

Foto 147

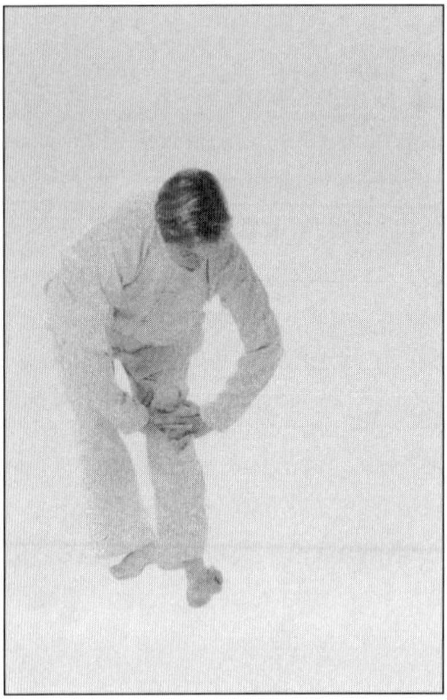

Foto 148

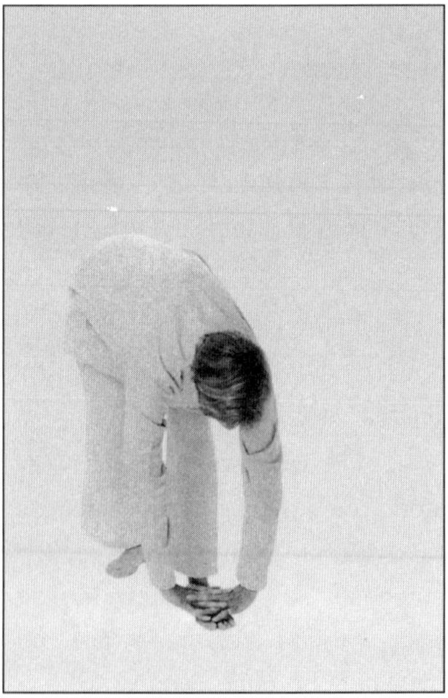

Foto 149

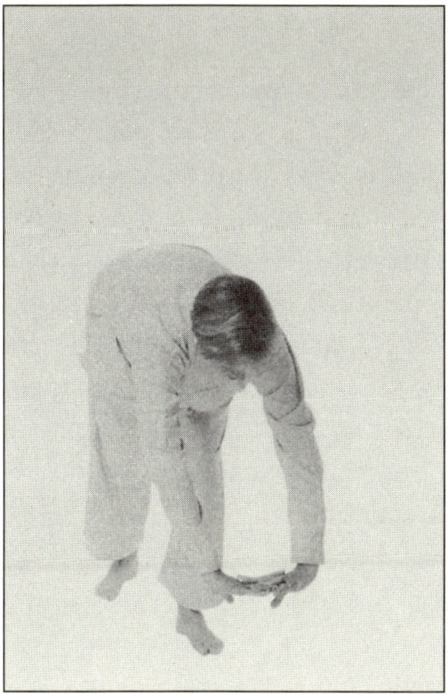

Foto 150

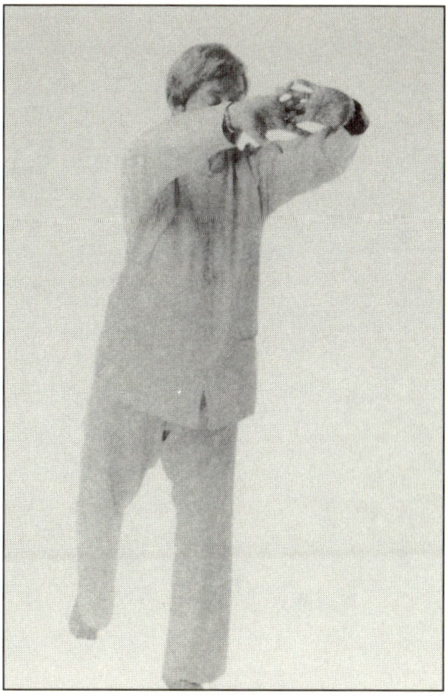

Foto 151

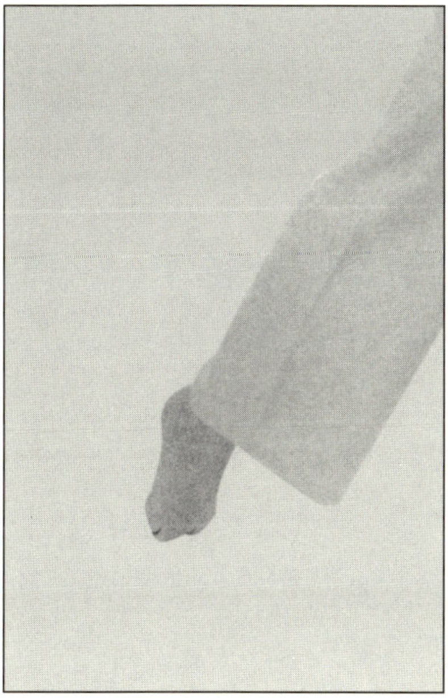

Foto 152

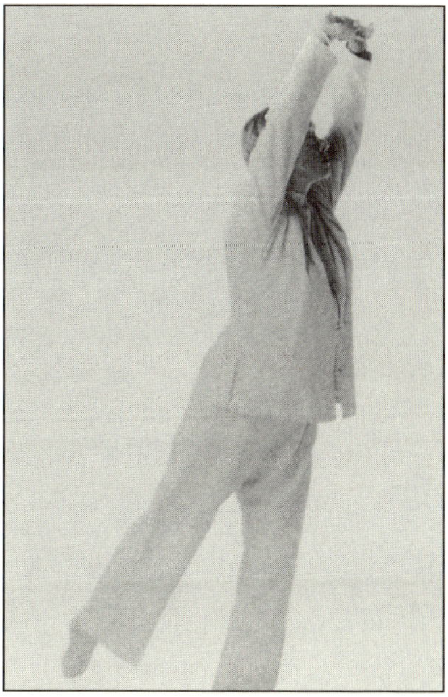

Foto 153

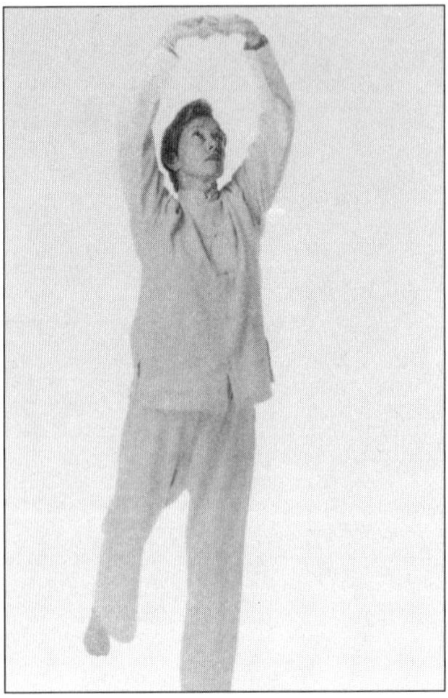

Foto 154

Meridiano do Baço

Separe as pernas o mais possível, pés e joelhos abertos, torso ereto, mãos nos quadris. Inspire; depois, enquanto expira, dobre o joelho direito, virando o torso e a cabeça em direção à perna esquerda, totalmente esticada. Enquanto isso, vire o peito do pé esquerdo para dentro, levantando o dedão do chão. Realize os mesmos movimentos para a direita enquanto flexiona o joelho esquerdo (ver Fotos 155 a 157).

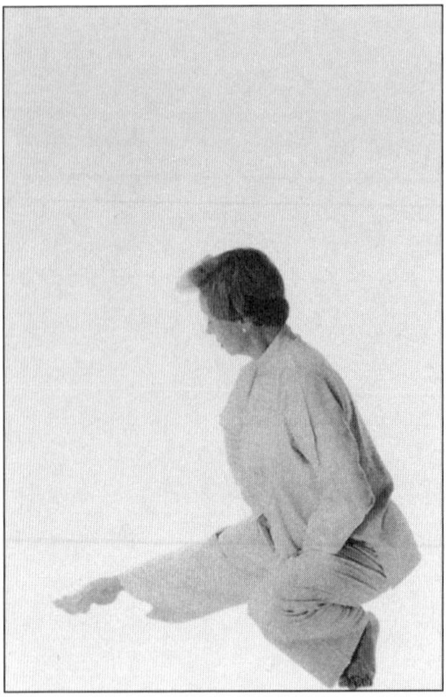

Foto 155

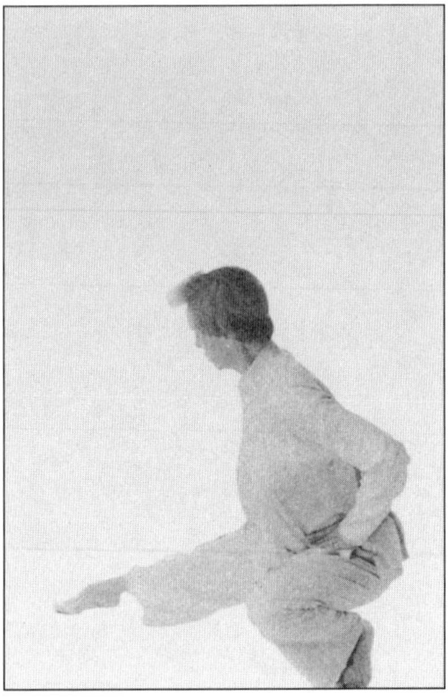

Foto 156

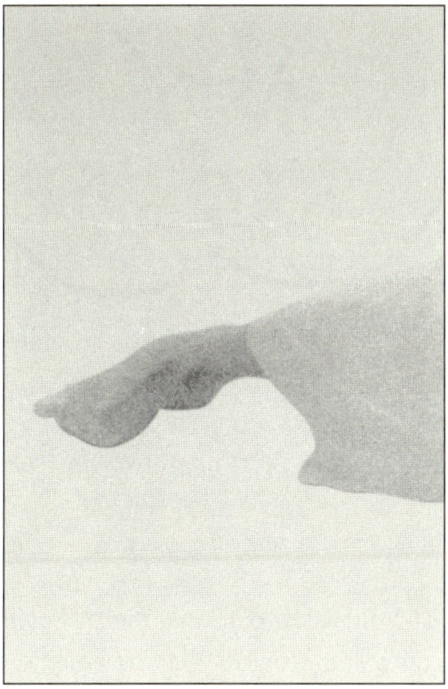

Foto 157

Meridiano do Pulmão

Assuma a posição básica do Qi Gong: corpo ereto, pés separados de modo a estarem alinhados com os ombros, peso do corpo distribuído igualmente sobre as solas dos pés. Mantenha os dedos dos pés em firme contato com o chão, as pontas ligeiramente voltadas para dentro e as pernas e joelhos esticados, mas não rígidos. Os ombros devem estar relaxados, os braços pendendo naturalmente ao lado do corpo, as axilas ligeiramente abertas, como se estivessem segurando um ovo. Mantenha as costas e a cabeça eretas e o queixo ligeiramente puxado para trás. A cabeça deve dar a sensação de estar presa a um barbante que conecta o ponto *Baihui* (20 DM) ao topo do crânio, ao céu. Seu rosto deve estar descontraído. Empurre a base da pélvis ligeiramente para frente, de modo a eliminar qualquer curvatura da espinha, tornando-a chata e reta. Esta posição fortalece os músculos das nádegas.

Visualize um Y de cabeça para baixo, ligando os pontos *Yongquan* (1 R, no centro da sola dos pés – ver Figura 5), *Huiyin*, (no períneo, entre a vagina e o ânus – ver Figura 14), e o *Baihui* (20 DM, no topo da cabeça). Cruze as mãos sob o umbigo, no *Dantian* (ver Foto 158), a mão direita coberta pela esquerda nas mulheres, a mão esquerda coberta pela direita nos homens, sobrepondo os dois pontos *Laogong* (8 Pc) localizados no centro das palmas (ver Figura 6). Feche um pouco os olhos e olhe diretamente à sua frente, sem focalizar.

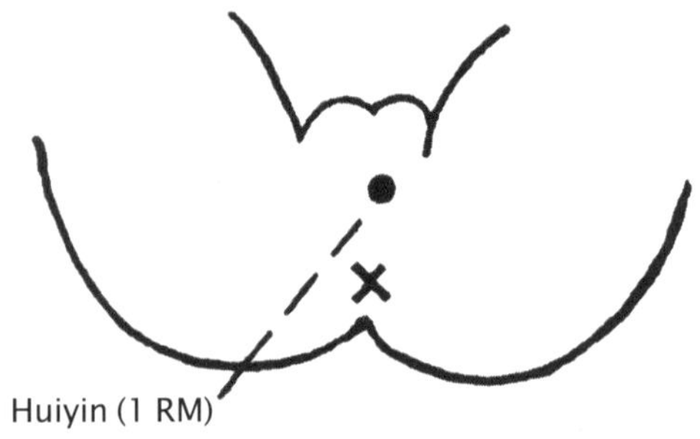

Figura 14: O ponto *Huiyin*

As Fotos 158 a 165 ilustram este exercício. Feche os olhos e coloque a ponta da língua no arco do palato. Engula vagarosamente sua saliva, seguindo-lhe mentalmente o curso em direção ao estômago.

Agora inspire enquanto contrai os músculos abdominais e vagarosamente levante os braços descontraídos (cotovelos ligeiramente dobrados, palmas voltadas para o chão) de ambos os lados do corpo, sem levantá-los acima dos ombros.

Ao expirar, vagarosamente volte as palmas das mãos para fora e para frente, concentrando-se no movimento de seus polegares, que estão girando para trás e levando as mãos e antebraços para um ponto um pouco atrás dos ombros. Este movimento carrega o meridiano dos pulmões, que tem início sob a clavícula e termina no polegar. Faça uma pausa nesta posição, concentrando-se na carga que sente movendo-se dos polegares para a clavícula. Repita estes movimentos algumas vezes.

Agora inspire, fechando os braços em um círculo na frente do peito, uma mão sobre a outra com os dedos espalhados, como se estivesse apertando uma grande bola entre os braços e o peito. Ao mesmo tempo, concentre a atenção na energia que circula ao longo dos braços, dos ombros para as pontas de seus dedos, olhando para a "bola de energia" que está segurando à sua frente. Depois faça uma pausa, segurando a respiração.

O curso da energia qi é o seguinte: sobe das solas dos pés (do ponto *Yongquan* (1 R), localizado no nível do terceiro dedo do pé, sob o arco – ver Figura 5), seguindo os três meridianos yin (baço, fígado e rins) dos pés, e sobe pela parte interna das pernas e coxas. Continua a subir pela frente do torso e ramifica-se ao

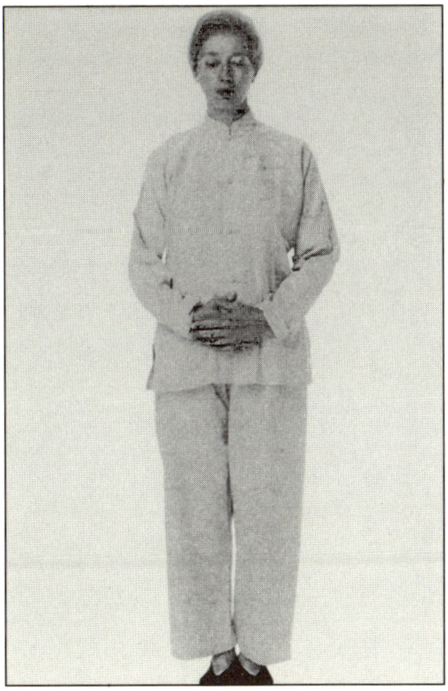

Foto 158

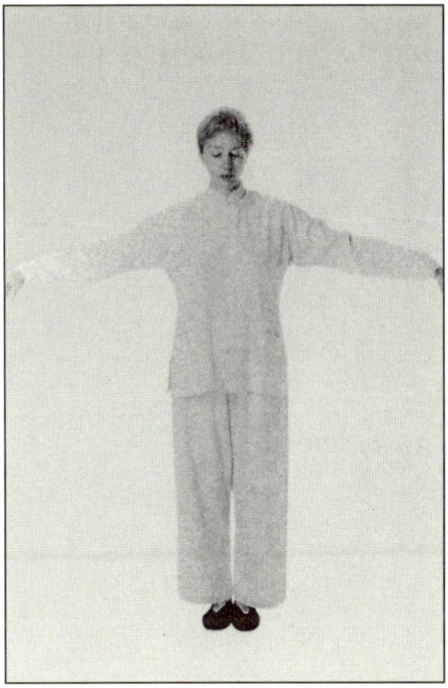

Foto 159

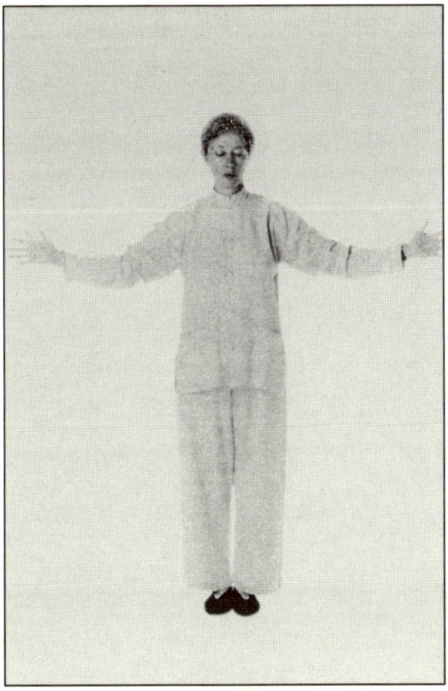

Foto 160

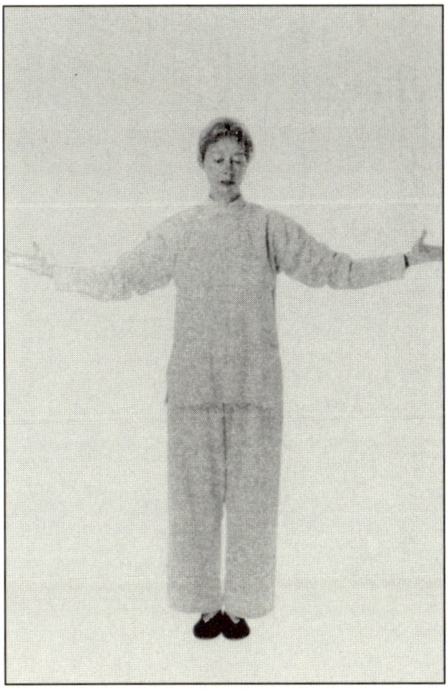

Foto 161

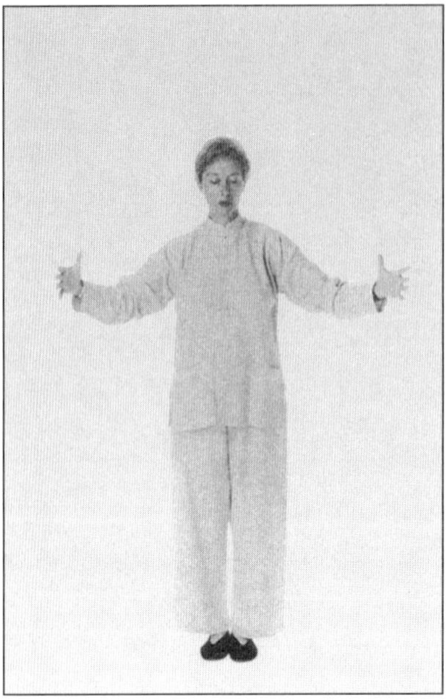

Foto 162

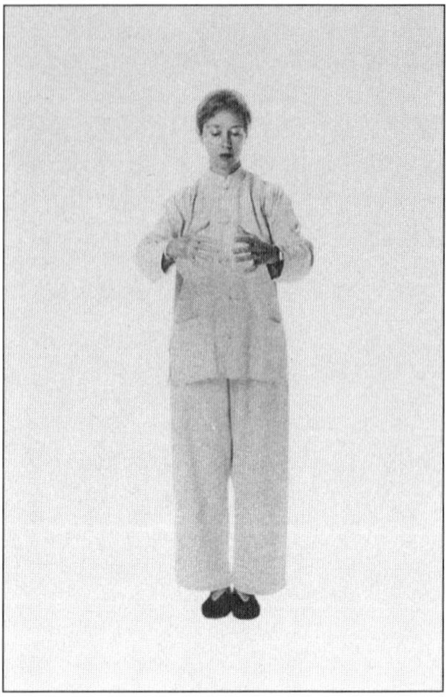

Foto 163

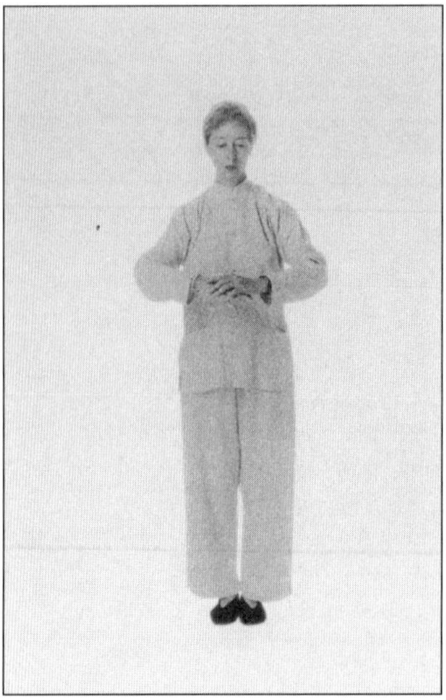

Foto 164

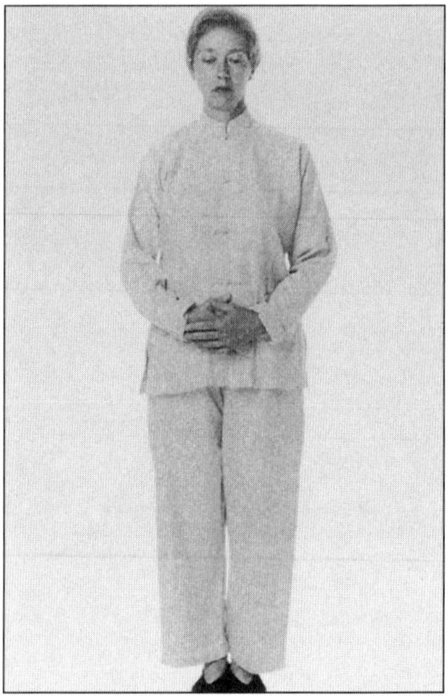

Foto 165

longo dos três meridianos (pulmões, pericárdio e coração) da mão, descendo pela parte interna dos braços. O qi também desce pelos três meridianos yang (intestino grosso, triplo aquecedor e intestino delgado) da mão, ao longo da parte externa e posterior dos braços. Continua a descer, seguindo o caminho dos três meridianos yang (estômago, vesícula e bexiga) dos pés, descendo pela frente, lado e parte posterior das coxas, pernas e pés, respectivamente.

Ao expirar, relaxe a tensão do abdome, volte as palmas das mãos para o chão e vagarosamente empurre a esfera de energia para baixo. Depois traga as mãos na direção do corpo e cruze-as uma vez mais sobre o *Dantian*.

Meridiano do Intestino Grosso

Este exercício começa com a abertura do meridiano da cintura, o meridiano especial *Daimai* (ver Fotos 166 a 174). Levante os braços horizontalmente à sua frente, subindo à altura dos ombros, com as palmas voltadas para baixo. Ao baixar então os braços, volte as palmas para cima, coloque o lado externo das mãos na cintura e siga circulando o meridiano da cintura em direção aos quadris, nas costas.

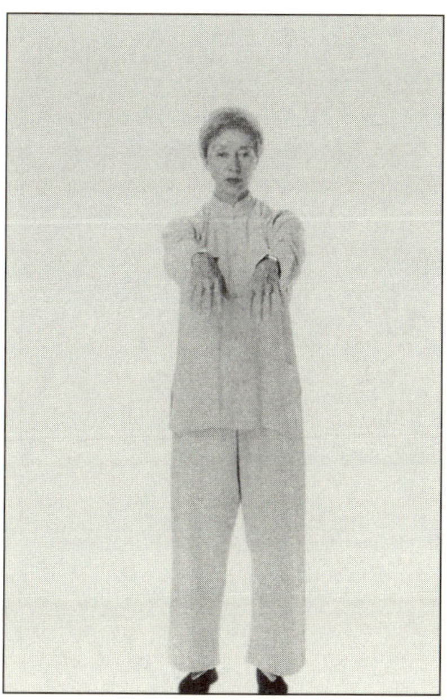

Foto 166

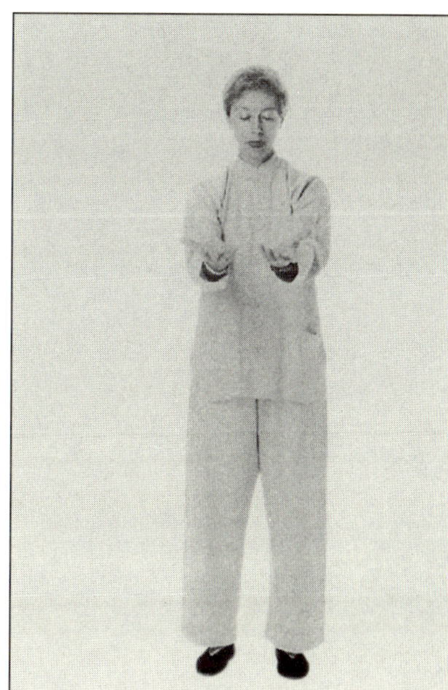

Foto 167

Depois levante os braços para o lado, palmas para baixo, até a altura dos ombros. Os cotovelos e pulsos devem estar dobrados e os dedos fechados, formando "o bico do guindaste" (ver Foto 170).

Ao inspirar, incline a cabeça para o ombro direito, enquanto estende o braço esquerdo (cotovelo ainda dobrado ligeiramente, pulso ainda dobrado); você deve sentir o alongamento no braço e ombro. Este movimento traz uma certa tensão ao músculo esternoleidomastóide, que se estende do processo mastóide, atrás da orelha, descendo ao longo da clavícula para o esterno e para todo o meridiano do intestino grosso. Enquanto estica este músculo, certifique-se de que os "bicos" estejam voltados um para o outro atrás de você, enquanto tenta trazer os cotovelos para frente, sem levantar os ombros.

Ao expirar, volte à posição inicial e realize a mesma seqüência de movimentos do outro lado. Lembre-se de sempre manter os cotovelos dobrados. Repita o exercício oito vezes, depois traga a energia de volta para o *Dantian* (ver Foto 174).

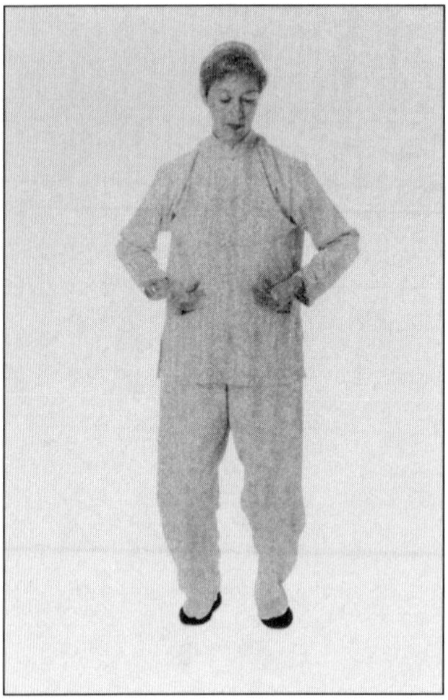

Foto 168

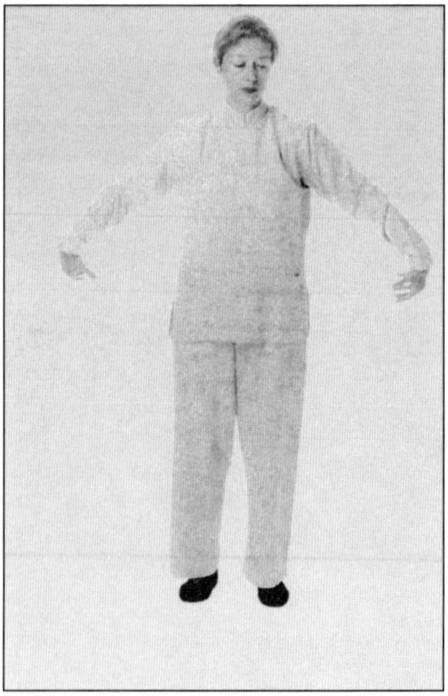

Foto 169

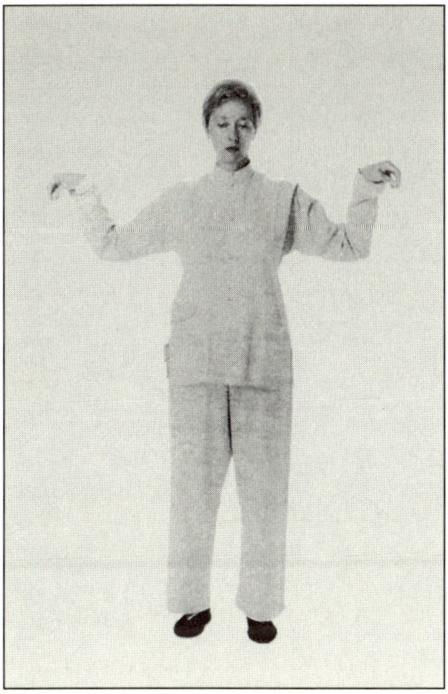

Foto 170

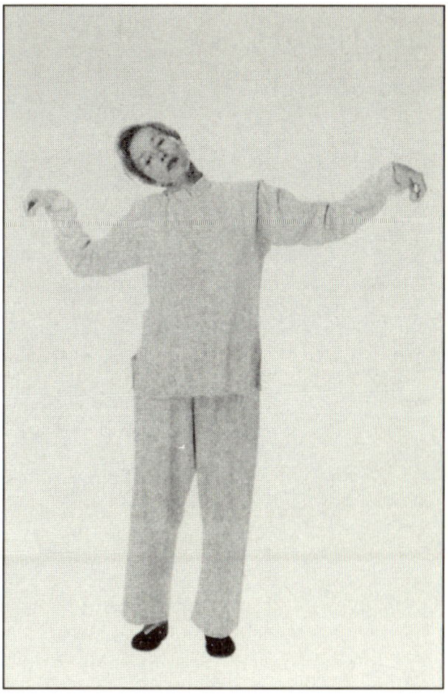

Foto 171

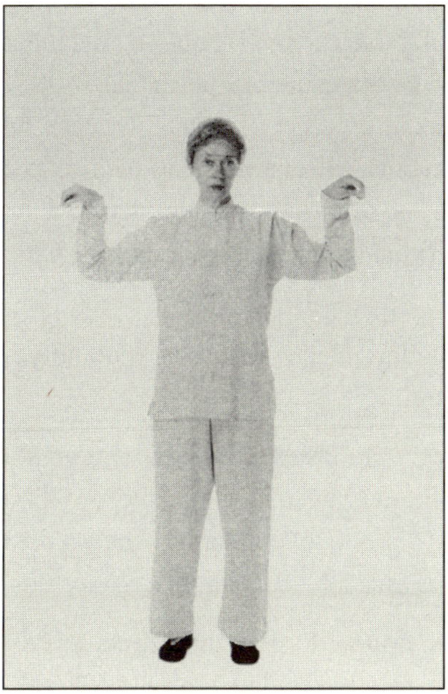

Foto 172

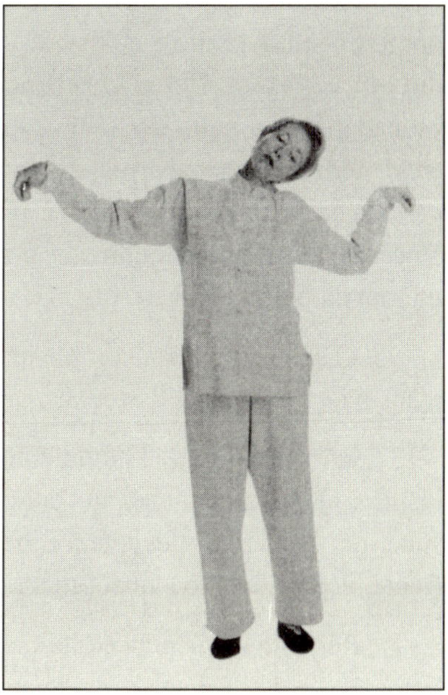

Foto 173

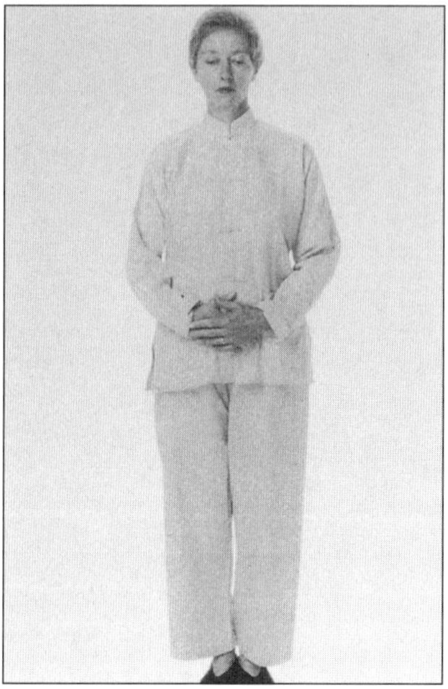

Foto 174

Meridiano dos Rins

Abra as pernas tanto quanto possível e, mantendo o torso perfeitamente reto, dobre o joelho direito e abaixe-se até estar sentada (se possível) sobre o calcanhar direito (ver Fotos 175 a 179). Enquanto isso, a perna esquerda permanece reta e esticada, com o peito do pé levantado ligeiramente do chão. Coloque as mãos no chão, com os dedos abertos, da seguinte forma: a mão direita perto do pé direito e do lado de dentro dele, e a mão esquerda perto da coxa esquerda e para dentro dela. Você deve sentir distintamente o curso do meridiano dos rins ao longo da parte interna da perna e coxa esquerda.

Caso não consiga completar a curva do joelho, faça o exercício apoiando as mãos na parte interna das coxas, acima do joelho.

Faça o seguinte "movimento da cabeça do guindaste" três vezes. Enquanto inspira, encoste o queixo no peito e curve a língua, até que ela toque o palato superior. Ao expirar, levante a cabeça e alongue o pescoço, puxando o queixo para frente; depois, faça-o cair sobre o peito outra vez. Sua cabeça formará três círculos.

Repita a seqüência exata de movimentos, dobrando o joelho esquerdo (ver Fotos 180 e 181). Faça o exercício pelo menos três vezes de cada lado, alternadamente. Lembre-se de manter o torso tão ereto quanto possível.

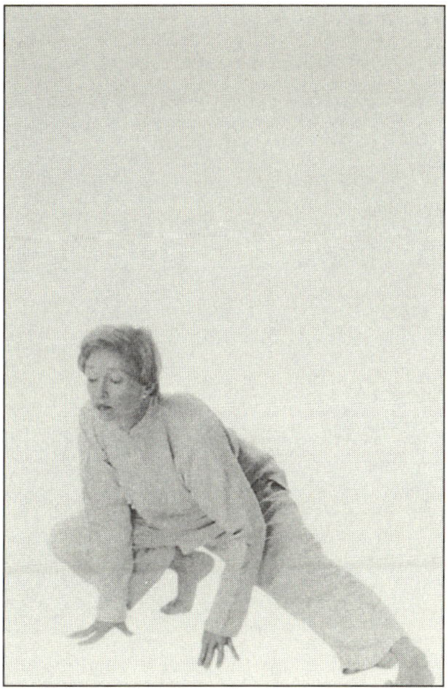

Foto 175

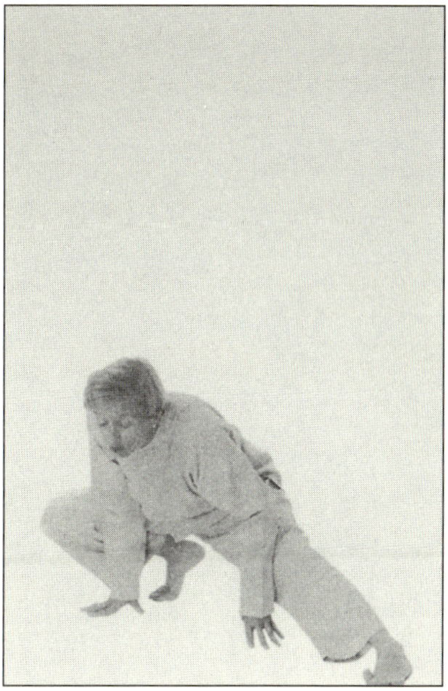

Foto 176

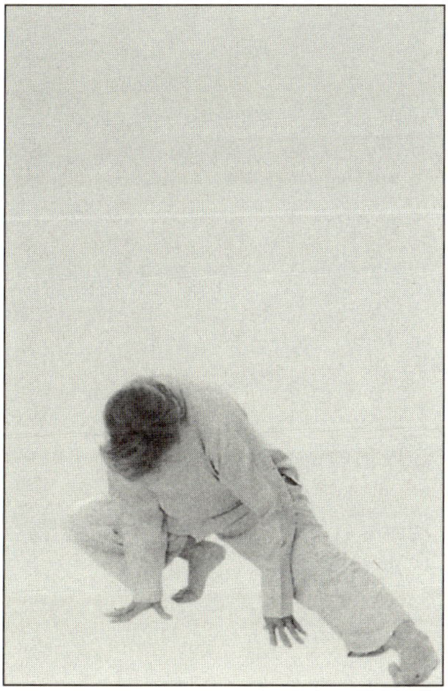

Foto 177

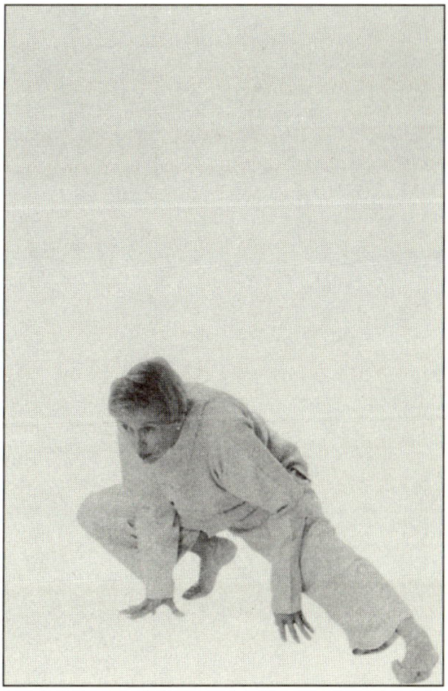

Foto 178

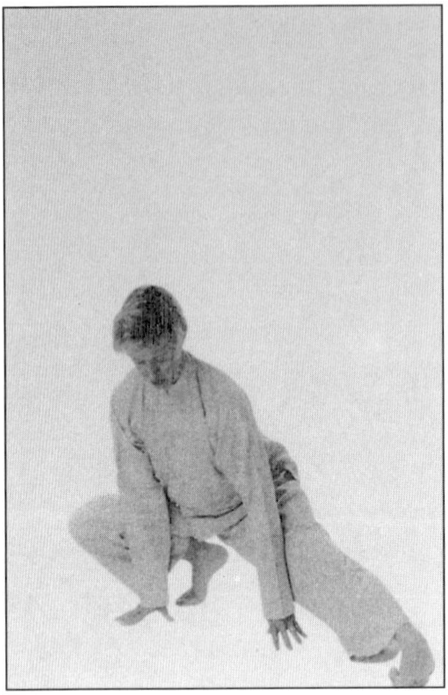

Foto 179

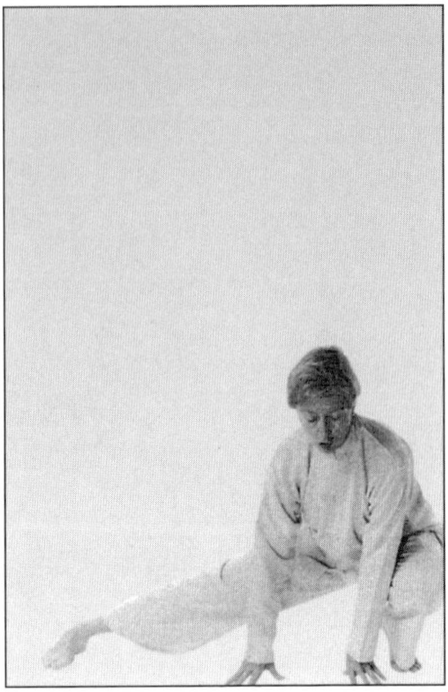

Foto 180

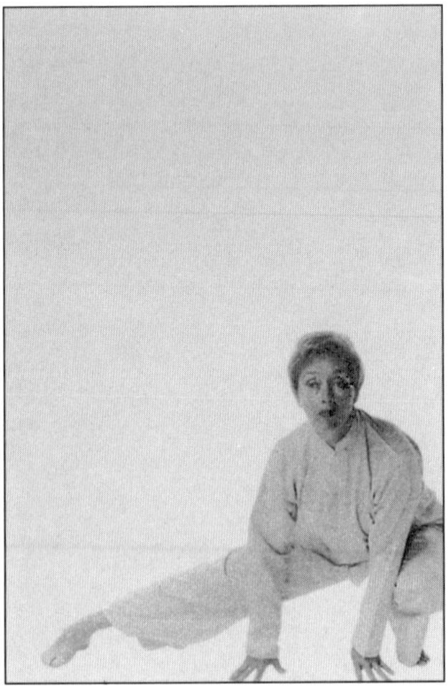

Foto 181

Meridiano da Bexiga

Fique em pé com as mãos nos quadris, o torso ereto, sustentado pela perna direita flexionada; mantenha a perna esquerda estendida para frente, apoiando-se no calcanhar, com a frente do pé voltada para dentro, na direção do corpo (ver Fotos 182 a 191 para este exercício). Nesta posição, comece o exercício fazendo o "movimento da cabeça do guindaste" descrito na página 102. Ao inspirar, encoste o queixo no peito e curve a língua, encostando-a no palato superior. Ao expirar, abaixe a cabeça e alongue o pescoço, com o queixo para fora; depois, encoste-o novamente no peito. Repita duas vezes, formando três círculos com a cabeça: um pequeno, um médio e um grande. O movimento começa na cintura e envolve todo o torso.

Quando terminar os três círculos, torne a inspirar, puxando o queixo para dentro; depois, expire enquanto dobra o torso para frente em direção à perna esquerda estendida e abaixando os braços dobrados no lado da mesma perna. A frente da parte superior de seu corpo deve estar quase encostada no joelho esquerdo e sua perna direita dobrada tão profundamente quanto possível. Nesta posição, você deve sentir o curso do meridiano da bexiga descendo pela frente da perna, nas costas e ao longo da espinha, até o topo da cabeça.

Faça o mesmo movimento sobre a outra perna e repita o exercício três vezes, alternando os lados.

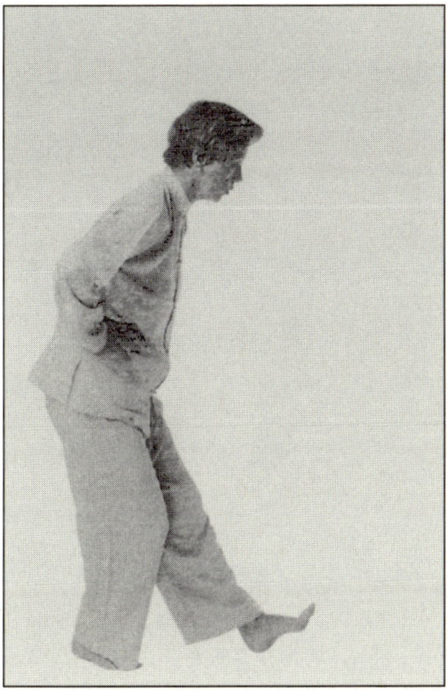

Foto 182

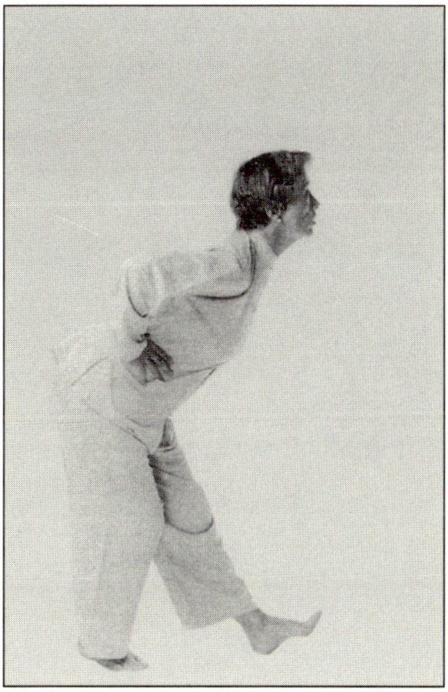

Foto 183

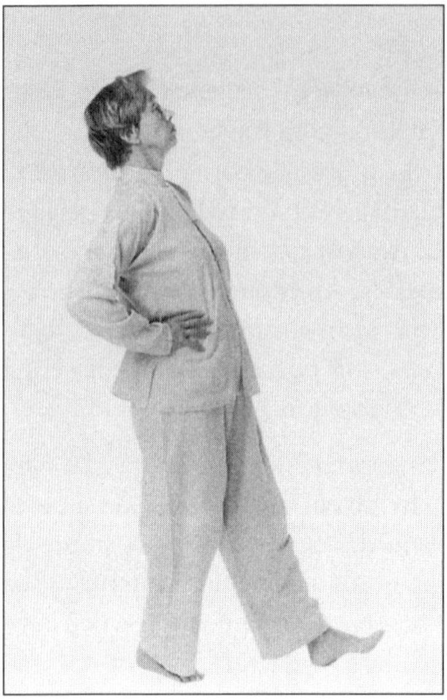

Foto 184

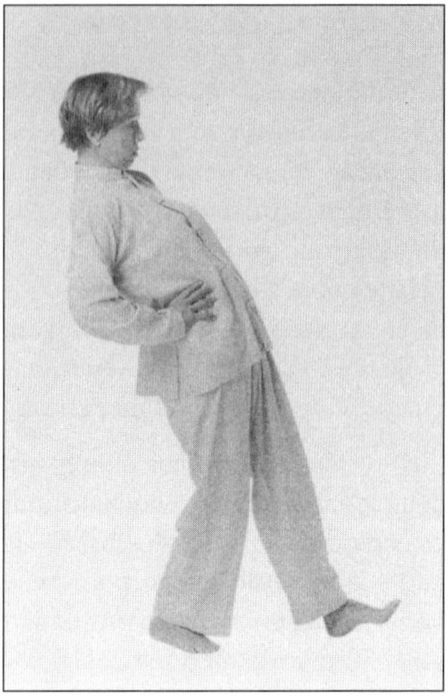

Foto 185

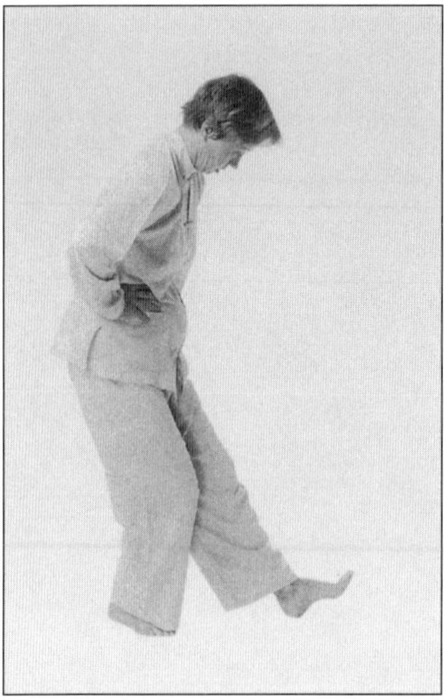

Foto 186

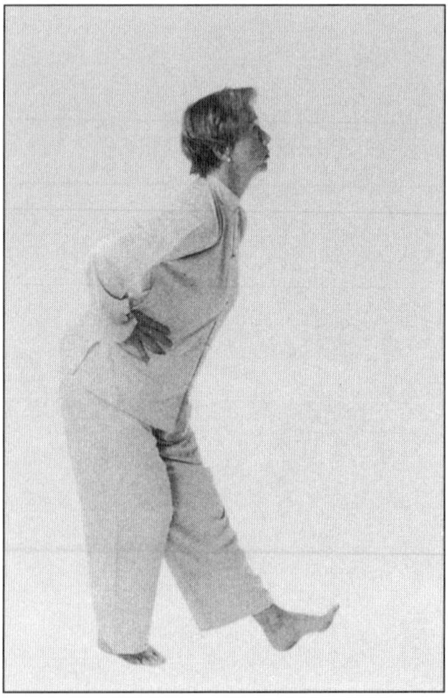

Foto 187

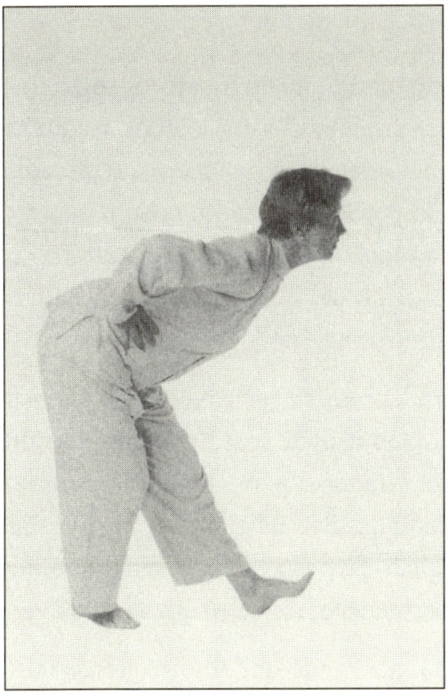

Foto 188

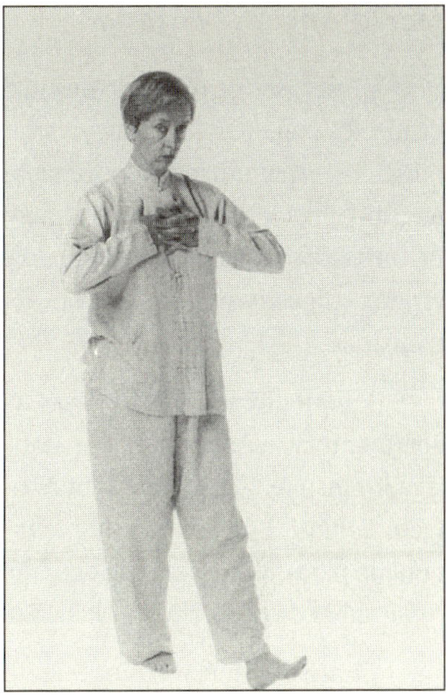

Foto 189

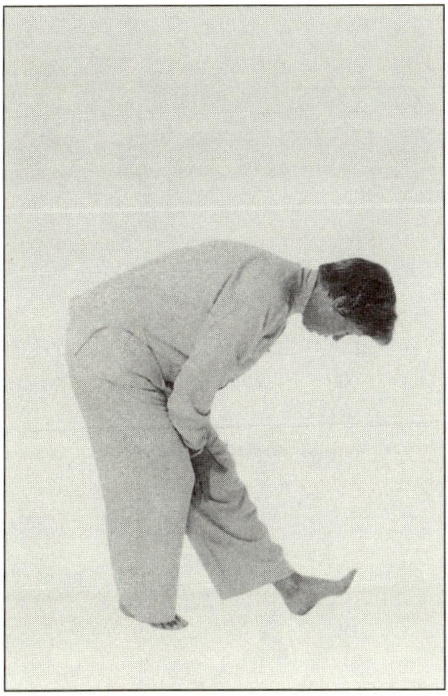

Foto 190

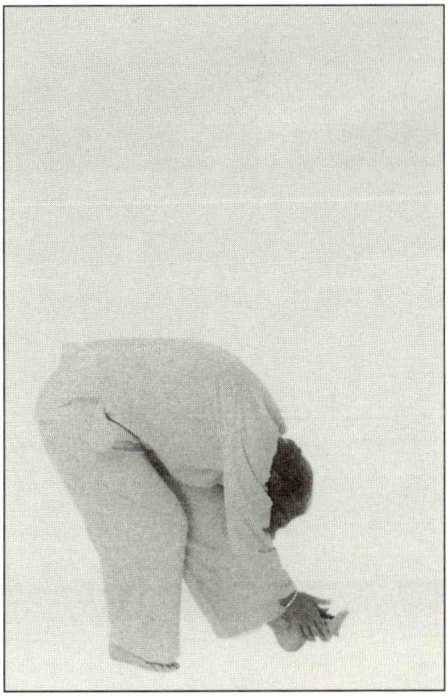

Foto 191

Meridiano do Fígado

Em casos de bloqueio de energia ao longo do meridiano do fígado, os seguintes distúrbios podem manifestar-se: tendinite, dores nas articulações dos joelhos, fraqueza muscular ou perturbações dos órgãos genitais externos (ejaculação precoce ou retardada, ereção "emocional"). Se a energia ficar bloqueada por muito tempo, podem ocorrer perturbações da memória (o fígado participa desta função), assim como distúrbios do sistema digestivo e do sistema venoso (varizes, cãibras, hemorróidas ou cólicas menstruais). Além disso, a má condição do fígado geralmente leva à miopia.

Fique em pé com as pernas separadas o mais largamente possível, pés e joelhos abertos, torso ereto, mãos nas dobras da virilha, sob a qual passa o meridiano do fígado. Inspire. Ao expirar, dobre o joelho direito, virando a parte superior do corpo (sem dobrá-la) na direção da perna esquerda estendida. Seu pé esquerdo deve estar voltado para dentro e completamente apoiado no chão. Se possível, também pressione o calcanhar do pé direito no chão. Seu torso deve permanecer tão ereto quanto possível.

Faça este mesmo movimento para a direita, dobrando o joelho esquerdo (ver Fotos 192 e 193). Repita o exercício pelo menos três vezes de cada lado, concentrando-se na tensão que pode ser sentida na parte interna da perna, ao longo do meridiano do fígado.

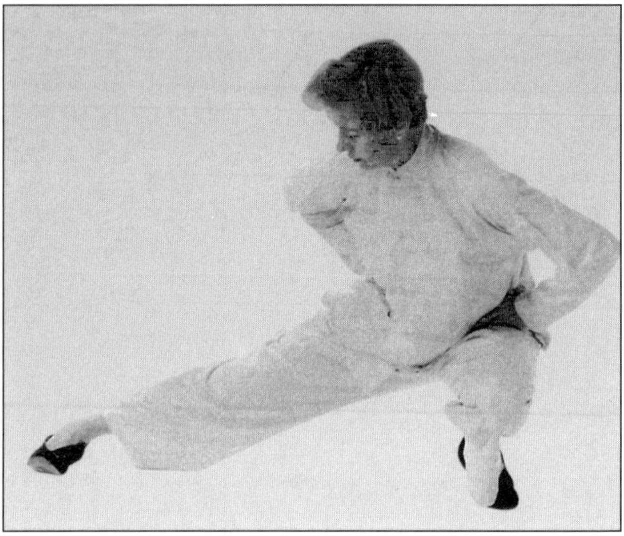

Foto 192

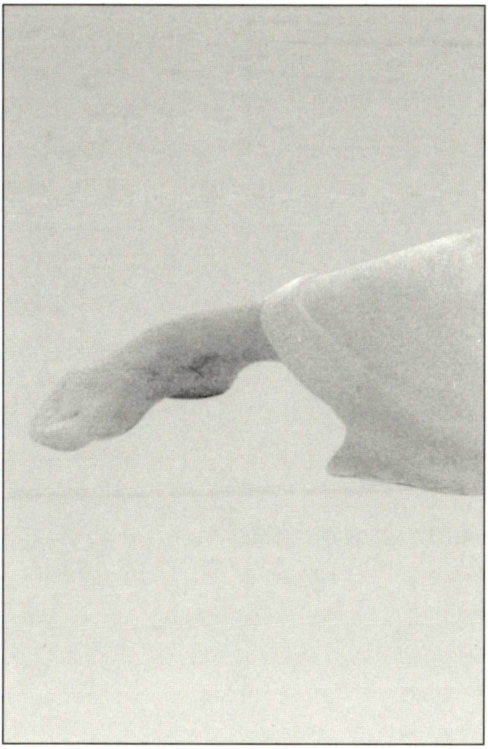

Foto 193

Meridiano da Vesícula

A vesícula, órgão yang ligado ao fígado yin, é classificada pela medicina chinesa como estando entre as vísceras "curiosas" e é nutrida pela energia dos meridianos especiais, em particular o meridiano *Daimai*, que rodeia a cintura. Graças a esta ligação com o meridiano *Daimai*, a vesícula está ligada à energia essencial, que é carregada pelos meridianos especiais. Segundo a medicina tradicional chinesa, a capacidade psicológica para "enfrentar" problemas depende da vesícula.

Este exercício também serve para casos de dores nas pernas e nos joelhos, e ao longo do caminho do meridiano.

Veja as Fotos 194 a 196 para este exercício. Ao inspirar, dê um passo à frente com o pé esquerdo, pressione o calcanhar no chão e aponte os dedos do pé para fora. Ao mesmo tempo, levante os braços e as mãos entrelaçadas para a esquerda, subindo acima da cabeça. Mude o peso do corpo para a perna esquerda, apoiando o pé direito, tanto quanto possível, na parte dianteira do quarto dedo, onde termina o meridiano. Seu corpo agora está torcido. Concentre-se na tensão que sente ao longo do meridiano. Pare de virar quando conseguir enxergar o pé direito, olhando por cima do ombro esquerdo. Expire e volte à posição original. Continue da mesma forma do lado direito e repita o exercício pelo menos três vezes de cada lado.

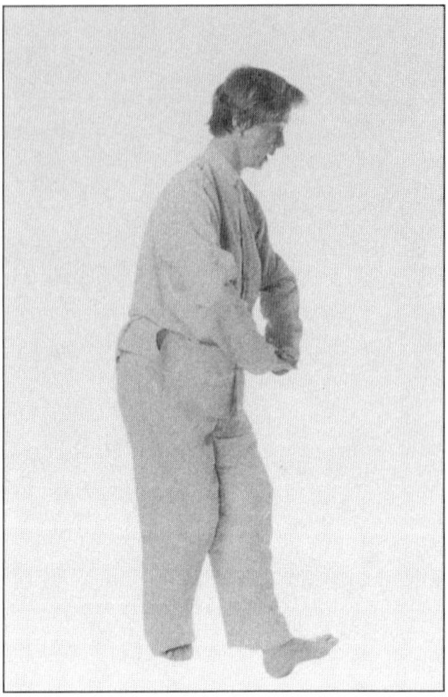

Foto 194

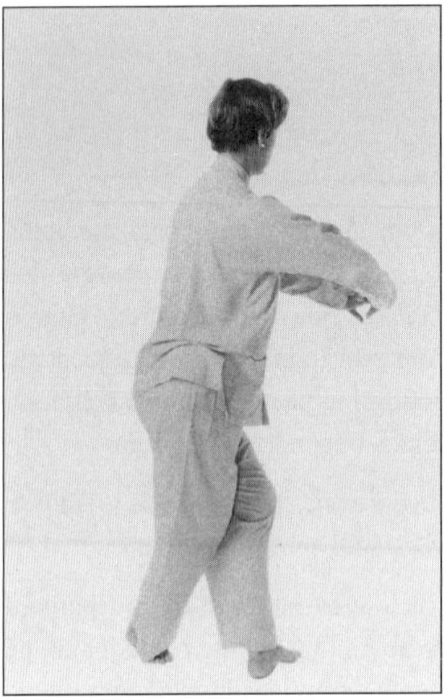

Foto 195

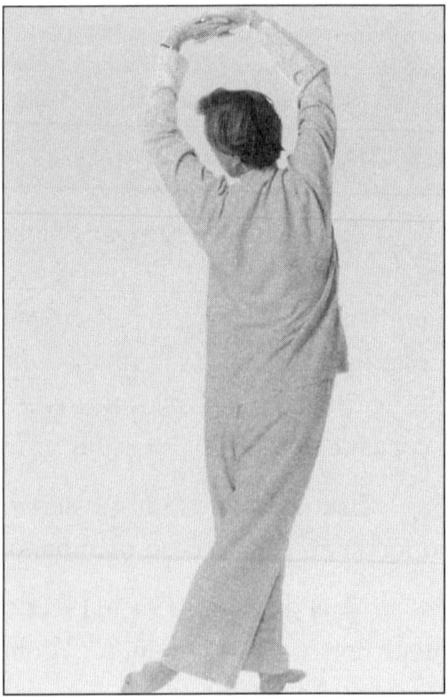

Foto 196

Meridianos do Coração e do Intestino Delgado

Para este exercício, veja Fotos 197 e 198. Sente-se com os joelhos bem abertos e as solas dos pés unidas. Agora, com os dedos das mãos entrelaçados, envolva as pontas dos pés e puxe-as ligeiramente para cima, inspirando. Quando expirar, incline-se para frente, levando a testa para perto dos pés, com os cotovelos dobrados na frente das pernas. Repita este exercício várias vezes, concentrando-se, ao expirar, na tensão sentida ao longo dos cursos dos dois meridianos: coração e intestino delgado.

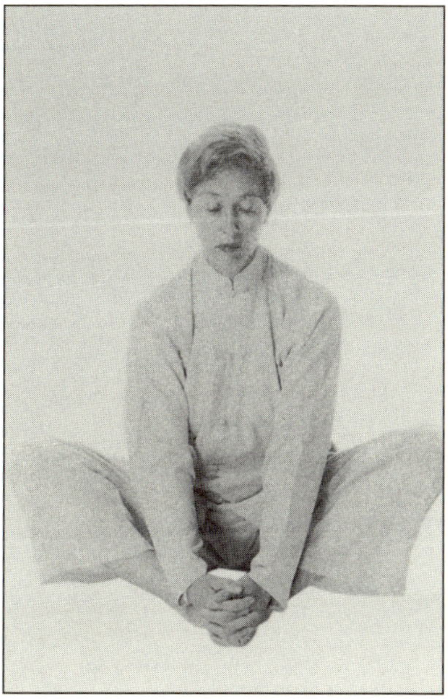

Foto 197

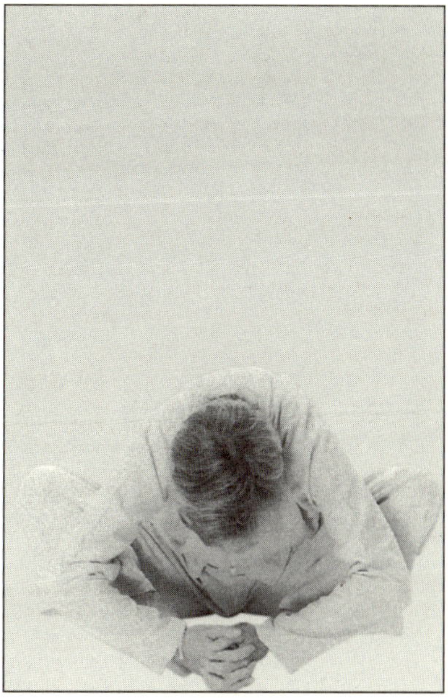

Foto 198

5
O Qi Gong e a Sexualidade

A Sexualidade na Medicina Chinesa Tradicional

A importância de uma vida sexual harmoniosa para o bem-estar físico e psíquico sempre foi salientada pelos textos antigos de medicina e filosofia. Na China antiga, este assunto não era alvo de tabus éticos ou religiosos; a união da mulher e do homem constituía o símbolo do princípio fundamental do universo: a união do yin e do yang. Dois mil anos atrás, o grande filósofo Confúcio disse: "A fome e o desejo sexual são inerentes à natureza humana." No antigo *Li Ji* (Livro dos Ritos), outro sábio declarou: "O principais desejos são comer e fazer amor."

Para os chineses, o sexo não era apenas uma atividade natural, mas, por causa de sua tremenda importância para a vida física e psíquica, era utilizado como exercício terapêutico. A primeira menção a isso é encontrada em um livro da época Han, escrito em tábuas de bambu, *He Yin Yang* (A União do Yin e do Yang), descoberto em uma tumba em Mawangdui. "A relação sexual", diz o livro, "pode fazer a energia e o sangue circularem através do corpo, beneficiando todos os órgãos internos. Outro autor da antigüidade, Ge Hong, afirmou em sua obra *Bao Pu Ze*: "O ato sexual é indispensável tanto para o homem quanto para a mulher. Se o desejo for sufocado, surgem doenças e o tempo de vida é reduzido." Mais tarde, durante o período Tang, o médico Sun Se Miao confirmou: "O homem não pode viver sem a mulher nem a mulher sem o homem. A falta de prazer sexual cansa o espírito e prejudica a saúde."

É significativo o fato de que, já nos textos mais antigos, haja menção à *mulher* e à necessidade de satisfazê-la. No tratado taoísta *Dong Xuanzi,* lemos:

"Antes da ejaculação, mesmo que a homem a deseje, é preciso ter certeza de que a mulher sentiu prazer."

Quase todos os manuais e textos eróticos da medicina chinesa que tratam deste assunto afirmam a importância de despertar o desejo por meio de carícias e jogos eróticos: beijos, carícias e massagem. A arte de fazer amor e de agradar sexualmente uma mulher já era praticada na China três mil anos atrás, numa época em que nossas ancestrais na Europa sofriam com cópulas brutais forçadas.

A China antiga era instruída em sexologia, pela qual se entendia respeito tanto pelo homem quanto pela mulher, pela natureza e pelo princípio da moderação. Em um tratado (*Li Fang Lei Ju* – Uma Coleção de Prescrições – de Jin Limeng), lemos: "A sexualidade pode ser benéfica ou prejudicial. Aquele que compreende como usá-la viverá muito e com saúde, enquanto que o que dela abusa pode morrer prematuramente. O esperma é importante para o homem, é uma energia vital que não deve ser espalhada tolamente, enquanto o sangue é importante para a mulher. O acúmulo de esperma intensifica o desejo. E quando a circulação do sangue é ativada, a mulher pode mais prontamente conceber um filho."

Esses textos estabelecem poucos limites para a atividade sexual das mulheres, mas advertem os homens a limitarem, em uma medida razoável e de acordo com sua idade, não a freqüência da relação sexual – que eles incentivam –, mas o número de ejaculações. Como isto pode ser feito? A seguir damos um resumo de alguns métodos mencionados nos antigos manuais.

A Arte Chinesa de Fazer Amor

Em uma tumba descoberta em 1974 em Mawangdui, datada do período Han, foi encontrado um livro escrito em tábuas de bambu, *Tian Xia Zhi Dao Tan* (O Caminho do Mundo), no qual o autor descreve as várias dificuldades que podem surgir durante uma relação sexual e sugere métodos para resolvê-las.

Os Sete Perigos. Os seguintes perigos devem ser evitados:

1. "Fechamento interno": durante o ato sexual, o duto seminal do homem fica obstruído e a dor é muito forte.
2. "Emanação externa do yin": esta condição manifesta-se como transpiração forte, geralmente causando resfriados.
3. "Excesso de indulgência": isso exaure o esperma e enfraquece a energia vital.

4. "Impotência": fatores psicológicos ou fraqueza nos órgãos internos podem causar impotência.
5. "Tédio": pode causar tontura e falta de ar durante o ato sexual.
6. "Rua sem saída": a penetração forçada do pênis impede um resultado positivo da relação e prejudica a saúde da mulher, que deve ser abordada com carícias preliminares suaves.
7. "Perda de energia": também conhecida como ejaculação precoce, encurta a duração da relação e dispersa a energia vital do homem.

Os Oito Métodos. Após tomarmos conhecimento destes perigos, podemos voltar-nos para os "oito métodos", que são simplesmente exercícios de relaxamento e controle da respiração, com o propósito de levar o casal ao entendimento sexual.

1. "Fazer circular o qi": sente-se na cama com as costas eretas e contraia o ânus enquanto mentalmente faz descer a energia para os órgãos genitais.
2. "Emitir a secreção": respire profundamente e relaxe a tensão dos músculos para facilitar a secreção dos líquidos do amor.
3. "Esperar o momento certo": não se apresse, não pule as preliminares, pois as carícias e jogos eróticos são necessários para a expansão física e mental. O verdadeiro sexo começa somente quando ambos os parceiros queimam de desejo e suas mentes e corpos estão prontos.
4. "Acumular o qi": contraia o ânus durante a atividade sexual e continue a concentrar-se na descida da energia para os genitais.
5. "Estimular as secreções": a penetração deve ser doce, os movimentos suaves e harmoniosos, longos e curtos, alternadamente, para estimular as secreções vaginais da mulher e levá-la gradualmente ao prazer. A mulher deve evidenciar as "cinco reações": quando a energia vital alcança o coração, seu rosto torna-se vermelho; quando a energia vital alcança o fígado, ela olha vividamente em todas as direções; quando a energia vital alcança os pulmões, ela não diz mais nada e seu nariz fica úmido; quando chega ao baço, ela esfrega o pescoço no pescoço do parceiro; quando alcança os rins, a vagina está lubrificada e abre-se. Neste ponto, a mulher está pronta.
6. "Manter o qi": retire o pênis enquanto ainda estiver rígido, para evitar que o ato termine apressadamente.
7. "Esperar até que o qi esteja em seu pico e a mulher tenha sentido prazer."

8. Se no momento da ejaculação o homem não desejar liberar sua energia vital, ele precisará contrair o ânus, abrir muito os olhos, cerrar os punhos e concentrar-se na energia qi, mentalmente direcionando-a espinha acima, em direção ao cérebro.

Seguindo esses "oito métodos" e evitando os "sete perigos", os dois amantes podem facilmente atingir a felicidade sexual e uma vida longa.

Regras do Bom Senso: Estar em Harmonia Consigo Mesma, Com o Parceiro e com o Ambiente

Os textos antigos advertem contra a relação sexual em algumas situações. Entre elas estão um estômago cheio, embriaguez, raiva, cansaço ou medo; alegria ou tristeza extremas; após um banho quando está com febre, ou quando a mulher está menstruada ou acabou de dar à luz. Em outras palavras, a relação sexual é desencorajada em situações de desequilíbrio físico ou afetivo. Uma vez que a função dos órgãos internos é exatamente ligada às "sete emoções", o excesso de emoção, combinado à excitação nervosa do sexo, pode prejudicar a saúde.

Para os chineses, o ser humano é parte integrante da natureza e, portanto, qualquer mudança no clima exerce influência sobre os órgãos. Por esse motivo, um ambiente descontraído e um clima ameno melhoram a qualidade da vida sexual de uma pessoa. Os excessos atmosféricos, como frio intenso ou calor abrasador, desequilibram as energias yin e yang e incentivam a infiltração de "ar negativo" nos órgãos internos. A abstinência do sexo é aconselhável, então, durante tempestades, vento muito forte, frio ou calor intensos, chuva forte e eclipses do sol ou da lua. Em tais casos, a própria natureza está "fora de sincronia".

Como sempre, o melhor caminho é o da moderação. A longevidade depende da maneira de se tratar a sexualidade. A moderação leva à vida longa e à boa saúde. Os homens, particularmente, correm risco quando dispersam suas energias vitais por meio de ejaculações freqüentes demais, exaurindo a energia dos rins. Neste caso, eles logo observarão os sinais do envelhecimento prematuro em si mesmos, como impotência, perda da audição e da memória e encanecimento precoce.

Esses mesmos textos antigos aconselham em relação à freqüência das relações sexuais para as mulheres: "Uma mulher na casa dos vinte pode ter relações a cada dois dias; na casa dos trinta, a cada três dias; na casa dos quarenta, a cada quatro dias, e na casa dos cinqüenta, a cada cinco dias. Após os sessenta anos, é melhor abster-se." Este conselho, entretanto, foi escrito por homens!

O Jogo das Energias Sexuais Yin e Yang

Na base de todas essas recomendações e crenças, encontra-se uma educação sexual baseada na teoria do yin e yang.

Para aumentar sua própria energia e assegurar uma boa saúde e vida longa, o homem precisa colocar em movimento o mais profundo yin das mulheres (presente nos líquidos lubrificantes da vagina), imergindo neles durante a relação. No momento do orgasmo, a mulher também libera seu próprio yang, permitindo que o homem se aposse dele.

De acordo com esta premissa, é compreensível que, segundo a tradição, quanto mais freqüentes forem suas relações com mulheres jovens, mais o homem enriquecerá sua própria vitalidade – sempre com a condição de não ejacular, mas de direcionar mentalmente a energia para seu cérebro, no pico da excitação. Basta pensarmos nas muitas concubinas dos imperadores chineses.

Da mesma forma, a mulher absorve a energia yang do homem. Nada chauvinistas nesta questão, os chineses citam o exemplo da imperatriz Wu Tze Tian, que, com idade avançada, ainda parecia muito jovem graças a seu grande "consumo" de jovens cortesãos. É por este motivo que os textos aconselham os homens a não fazer amor com mulheres mais velhas e mais experientes que eles, pois elas poderiam roubar seu yang!

Funções Básicas do Corpo para a Sexualidade Feminina

O Sangue e o Qi Yang dos Rins. De acordo com a medicina chinesa tradicional, o sangue é composto de elementos nutritivos e líquidos orgânicos. Essas substâncias são formadas pela transformação de alimentos, absorvidos e digeridos pelo estômago e pelo baço. O efeito nutriente do sangue manifesta-se como tonicidade muscular e boa saúde. Em casos de deficiência ou perda de sangue, esta função é reduzida, levando a fenômenos patológicos. O sangue também tem uma função nobre: é o apoio material das atividades do espírito.

Uma vez que a energia e o sangue são indispensáveis ao crescimento e à reprodução, a deficiência de um deles cria distúrbios no funcionamento sexual. Para tratar tais distúrbios, o Qi Gong atua sobre a energia dos dois órgãos mais intimamente ligados ao sangue, que são o coração e o fígado, e também sobre a energia dos rins, repositório do vigor sexual.

O Coração. O impulso cardíaco é fundamental. Se for fraco, afetará adversamente o funcionamento sexual.

O Fígado. O fígado é responsável por várias funções fundamentais que afetam a sexualidade. Ele fortalece os músculos, filtra e armazena o sangue, dirige a circulação venosa, regula o mecanismo energético, estimula a digestão e incentiva o bom humor. Uma certa reserva de sangue fica armazenada no fígado para ser usada em casos de emergência (hemorragias, por exemplo), e este é o sangue que é liberado para encher o pênis no momento da ereção. A ovulação e a menstruação nas mulheres e a ereção e a ejaculação nos homens estão intimamente ligadas à saúde do fígado.

Os Rins. Os rins conservam a energia pré-natal ou energia do "céu precedente", herdada dos pais, e a pós-natal ou energia do "céu seguinte", extraída do sangue. Os rins governam o crescimento, o desenvolvimento dos ossos e medula, os órgãos de reprodução e genitais e quase todo o sistema metabólico. O yin dos rins nutre vários órgãos; seu yang exerce um efeito estimulante sobre todo o organismo.

O yang dos rins desempenha um papel predominante na atividade sexual. Constitui "o fogo da vida", a fonte e a força motriz ou energia humana vital. Se o qi yang dos rins estiver prejudicado, as mulheres podem experimentar distúrbios do útero (como sangramento uterino), fadiga, dores lombares e diminuição da libido; os homens podem sofrer de impotência, ejaculação precoce e perda seminal. Tanto homens como mulheres nesta situação podem apresentar rigidez nos braços e pernas, tendência para sentir frio, suores noturnos, fraqueza e envelhecimento prematuro.

O qi yang dos rins estimula a fisiologia do ato sexual, condiciona a produção de esperma e regula o ciclo menstrual.

Os homens que levam uma vida sexual sem moderação exaurem o qi yang dos rins, que, segundo a medicina chinesa, é a única energia que não pode ser aumentada. Precisa, portanto, ser preservada e melhorada qualitativamente com as massagens e exercícios do Qi Gong.

Massagens para Tonificar e Estimular a Energia Sexual

Nos textos eróticos chineses, as massagens são parte integrante das carícias preliminares. Elas oferecem um tipo recíproco e agradável de estímulo, um prelúdio para o jogo mais excitante. Certas manipulações e massagens digitais podem também ser usadas com propósitos terapêuticos.

Para todos os exercícios seguintes, massageie cada ponto indicado durante um ou dois minutos, em movimento circular ou por meio de pressão vertical com a ponta dos dedos. Se lhe parecer muito complicado massagear esses pontos um por um, poderá usar o seguinte método, uma vez que a maioria dos pontos está localizada na linha mediana do torso: massageie as costas do parceiro, primeiro partindo do cóccix e subindo pela espinha (meridiano Du Mai) até o pescoço, 1 ½ cun de cada lado da espinha (meridiano da bexiga). Depois massageie o estômago dele ou dela ao longo da linha mediana do corpo, descendo do umbigo para o púbis (meridiano Ren Mai), e na mesma direção a 2 cuns deste eixo (meridiano do estômago). Essas massagens são tanto relaxantes como revigorantes.

Alguns outros "pontos do amor" são os seguintes:

- *Hiyin* (1 RM): o ponto intermediário entre o ânus e a vagina ou testículos (ver Figura 14). Também é indicado para distúrbios do ciclo menstrual.
- *Baihui* (20 DM): no topo da cabeça, na interseção da linha mediana do crânio e da linha que liga as pontas de ambas as orelhas (ver Figura 8). Este é o ponto mais estimulante para o yang.
- *Zhongwan* (12 RM): no abdome, 4 cuns acima do umbigo, no eixo médio longitudinal do tronco (ver Figura 15). É indicado para distúrbios sexuais devido a disfunções gástricas.

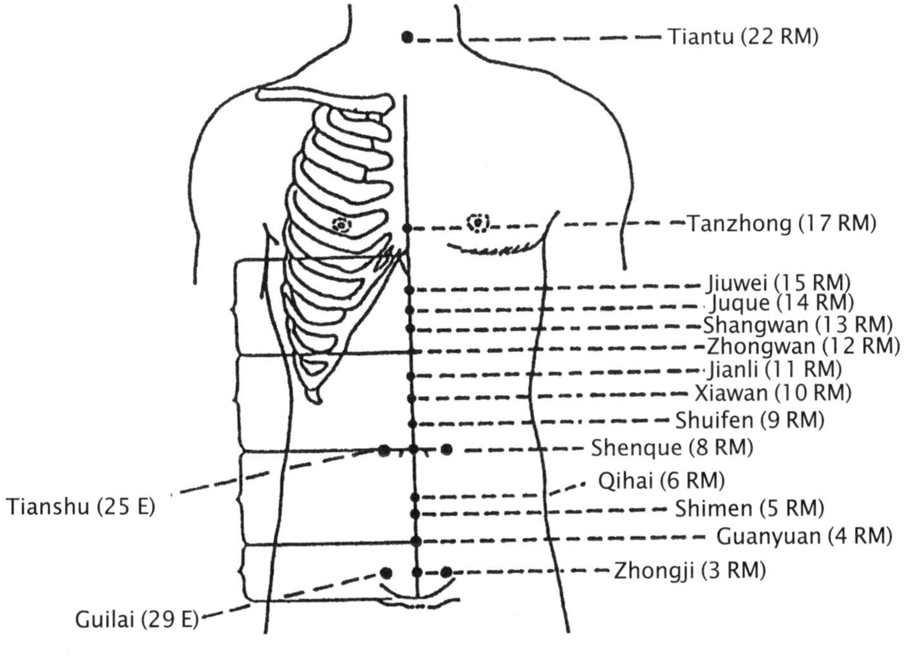

Figura 15: Os pontos do abdome

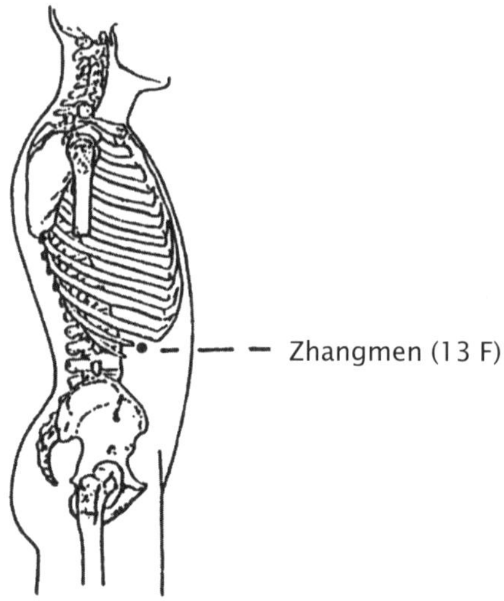

Figura 16: O ponto *Zhangmen* na costela flutuante

- *Zhangmen* (13 F): logo abaixo da ponta flutuante da décima primeira costela (Figura 16). Ativa a circulação do sangue, revigora o baço e desbloqueia os meridianos.
- *Shenque* (8 RM): no centro do umbigo (ver Figura 15). Esta massagem é indicada para esterilidade nas mulheres, para fraqueza dos rins e para distúrbios gástricos e intestinais. Dê pancadinhas no ponto ou aqueça com moxa.
- *Tianshu* (25 E): a 2 cuns do umbigo, literalmente de ambos os lados (ver Figura 15). Esta massagem regula a energia vital, cura problemas sexuais nas mulheres e regula a menstruação.
- *Qihai* (6 RM): 1 ½ cun abaixo do umbigo (ver Figura 15). Indicada para irregularidade do ciclo menstrual e para leucorréia.
- *Guaniyuan* (4 RM): 3 cuns abaixo do umbigo (ver Figura 15). Fortalece o funcionamento sexual. Indicada também para irregularidade menstrual e dismenorréia.
- *Zhongji* (3 RM): 4 cuns abaixo do umbigo (ver Figura 15). Revigora o yang e é útil para distúrbios menstruais e coceira na vulva.

- *Xinshu* (15 Bx): nas costas, 1 ½ cun para fora do espaço entre as quinta e sexta vértebras torácicas (ver Figura 8). Este é o ponto do coração; regulariza o sangue e a energia vital e acalma o espírito.
- *Geshu* (17 Bx): 1 ½ cun para o lado do espaço entre as sétima e oitava vértebras torácicas (ver Figura 8). Esse ponto está ligado ao sistema cardiovascular. Ele revigora os rins, regula o sangue, estimula a circulação e dispersa o excesso de calor sangüíneo.
- Shenshu (23 Bx): 1 ½ cun para o lado do espaço entre a segunda e a terceira vértebras (ver Figura 8). É o ponto ligado aos rins e revigora o qi yang.
- *Mingmen* (4 DM): no eixo mediano posterior do tronco, no nível da cintura, entre a apófise das segunda e terceira vértebras lombares (ver Figura 8). Fortalece a potência sexual (massageie o *Mingmen* de seu parceiro!) e age como antiinflamatório para o canal uterino e a vagina.

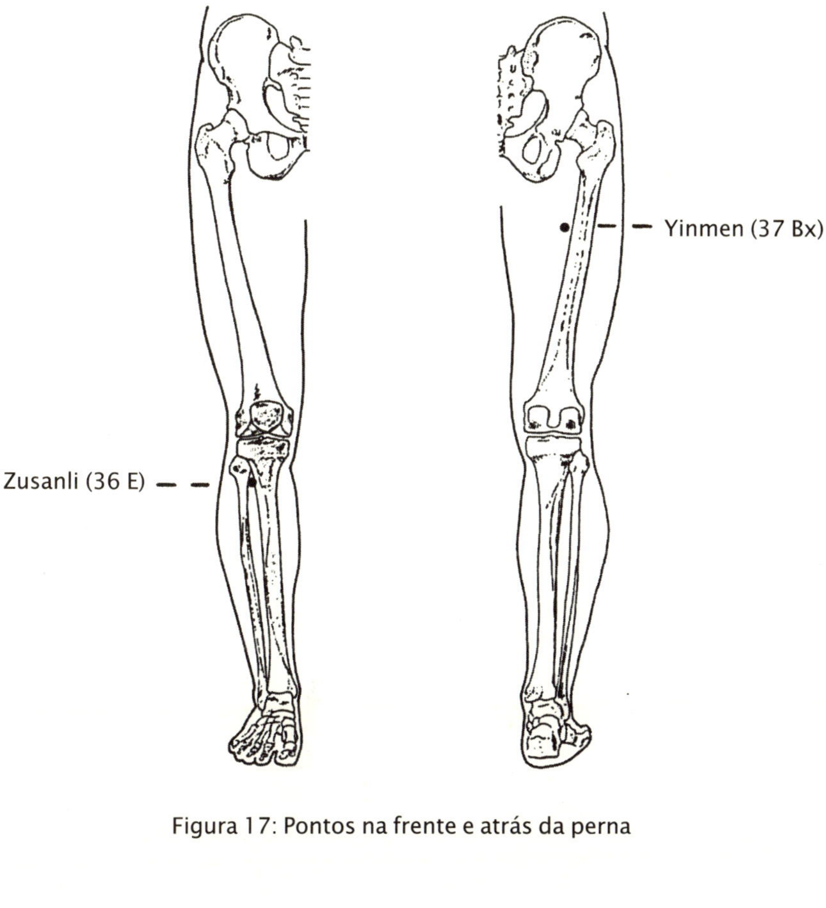

Figura 17: Pontos na frente e atrás da perna

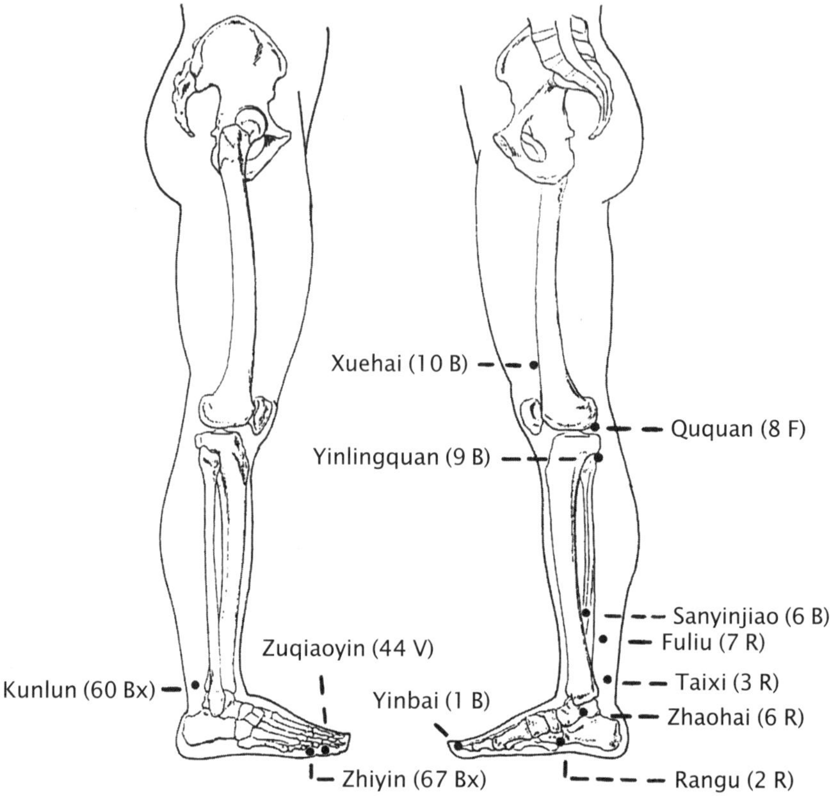

Figura 18: Alguns pontos das partes interna e externa da perna e do pé

- *Yaoyan* (21 Ext): acima dos rins, abaixo da apófise da quarta vértebra lombar, 3 ½ cuns para o lado da espinha (ver Figura 8). Este ponto revigora a energia dos rins e evita problemas sexuais.
- *Jianshi* (5 Pc): 3 cuns acima da dobra do pulso, entre os tendões (ver Figura 11). A massagem tem um efeito calmante sobre o calor interno do corpo e é indicada para distúrbios no ciclo menstrual e leucorréia.
- *Yuji* (10 P): na palma da mão, no centro do monte na base do polegar, a meio caminho do metacarpo (ver Figura 11). Dissipa o excesso de calor e evita dispersão do yin. É também indicada para problemas da vulva c distúrbios sexuais causados por fraqueza do baço e falta de yin.
- *Zusanli* (36 E): 3 cuns abaixo da extremidade inferior da rótula e a largura de um dedo para fora da dobra anterior da tíbia (ver Figura 17). Este é, por excelência, o ponto para revigorar todas as funções do corpo.

- *Sanyinjiao* (6 B): na parte interna da perna, 3 cuns acima do lado interno do osso do tornozelo e atrás da extremidade interna da tíbia (ver Figura 18). Fortalece o yin e revigora o sangue e a energia vital; indica-se para distúrbios sexuais e parto sentado (em que a criança apresenta as nádegas primeiro, não a cabeça).
- *Taixi* (3 R): bem na metade da distância entre a ponta interna do osso do tornozelo e o tendão de Aquiles (ver Figura 18). A massagem revigora o yin dos rins e é indicada para distúrbios do ciclo menstrual e disfunções sexuais.
- *Taochong* (3 F): no peito do pé, no buraco do primeiro espaço do metatarso (ver Figura 12). É indicada para distúrbios do ciclo menstrual e para mastite, além de revigorar o sangue do fígado.

Como Vencer a Frigidez

Se uma mulher não sente prazer durante a relação sexual, se permanece indiferente ou é incapaz de alcançar o orgasmo, a causa mais comum são os problemas psicológicos. O primeiro passo é aceitar o próprio corpo como ele é e não ter vergonha do prazer. Os exercícios descritos no Capítulo 2 são úteis neste caso.

As causas psicológicas da frigidez, porém, também são reconhecidas na medicina tradicional chinesa, e podem ser curadas com massagens, exercícios e sons terapêuticos. Veja a segunda seção do Capítulo 3, que contém instruções sobre como praticar esses sons.

As principais causas psicológicas da frigidez são:

Deficiência do Qi Yang nos Rins

Sintomas. Indiferença, inabilidade para sentir prazer sexual, sensação de frio, dor nos órgãos genitais, ansiedade, dores nas costas e joelhos, menstruação irregular e sensação de frio no abdome.

Tratamento.

- Praticar os sons "Chui" e "Hong" 20 vezes por dia para revigorar os rins, assim como os sons "Ssss" e "Ni", que são ligados aos pulmões (os pulmões são "a mãe" dos rins, aos quais transmitem energia de acordo com o modelo dos cinco elementos).

- Massagear o meridiano dos rins, que corre ao longo das pernas, sendo particularmente cuidadosa para massagear os pontos *Yongquan* (1 R, ver Figura 5), *Taixi*, *Zhaohai* e *Fuliu* (3, 6 e 7 R, ver Figura 18 e, no final do livro, a figura que mostra o meridiano dos rins). Além disso, pressione os pontos *Shenshu* (23 Bx) e *Jingmen* (25 V) nas costas (ver Figura 8).
- Fazer os exercícios enumerados ao final deste capítulo.

Fraqueza do Coração e do Baço

Sintomas. Indiferença, fadiga mental, melancolia, palidez, perda de apetite, constipação (intestino preso), irregularidade menstrual, falta de fôlego.

Tratamento.

- Praticar os sons terapêuticos "Ke" e "Haa" para harmonizar o coração e os rins. Além disso, praticar os sons "Hu" e "Mei" para revigorar o baço e o estômago.
- Massagear ao longo do meridiano do coração, começando no peito e indo para as pontas dos dedos. Também massagear ao longo do meridiano do baço, na parte interna da perna, começando no pé e subindo, visando especialmente os pontos *Yinbai* (1 B, ver Figura 12), *Sanyinjiao*, *Yinlingquan* e *Xuehai* (6, 9 e 10 B, ver Figura 18).
- Pressionar os seguintes pontos: *Juque* (14 RM, ver Figura 7), *Shengmen* (7 C, ver Figura 11), *Pishu* (20 Bx, ver Figura 8), e *Zusanli* (36 E, ver Figura 17).
- Fazer os exercícios enumerados ao final deste capítulo.

Estase na Energia do Fígado

Sintomas. Incapacidade para apreciar as relações sexuais, ansiedade, mau humor, agitação, ira freqüente, dismenorréia, distúrbios no ciclo menstrual.

Tratamento.

- Praticar os sons "Xu" e "Pa", que são ligados ao fígado, o regulador de emoções, e também os sons do coração, "Ke" e "Haa", para harmonizar o coração e o fígado.
- Pressionar os seguintes pontos: *Ganshu* (18 Bx, ver Figura 8), *Qimen* (14 F, ver Figura 7), *Taichong* (3 F, ver Figura 12) e *Ququan* (8 F, ver Figura 13).
- Praticar os exercícios mencionados a seguir.

Exercícios

Recomenda-se que as mulheres que têm problema de frigidez façam um escalda-pés todas as noites e que, na hora de dormir, recebam de seu parceiro a seguinte massagem, que ativa a circulação sangüínea.

Massagem

Massageie as vértebras dorsais e lombares, usando acupressão no espaço que fica entre elas. Depois faça uma massagem circular na região do cóccix, com as palmas das mãos, uma colocada sobre a outra. Dê pancadinhas nos músculos que acompanham a espinha, pressionando os pontos *Shenshu, Zhishi* e *Ciliao* (23, 52 e 32 Bx, ver Figura 8). Depois massageie, durante o mesmo espaço de tempo, as pernas e pés, pressionando os pontos vitais *Yinmen* (37 Bx, ver Figura 17), *Sanyinjiao* (6 B, ver Figura 18), *Rangu* (2 R, ver Figura 18), e *Yongquan* (1 R, ver Figura 5).

Exercício de Respiração para Relaxamento

O exercício do "balão rosa", descrito no Capítulo 3, é recomendado para relaxar. Além dele, você poderá fazer o seguinte exercício:

Sentada no chão (ver Fotos 199 a 201), coloque as palmas atrás das costas, voltadas para baixo, e abra as pernas. Ao inspirar, vire as pontas dos pés para fora e incline o torso e a cabeça para trás. Ao expirar, vire as pontas dos pés para dentro enquanto endireita o torso e inclina a cabeça para frente.

Depois, ainda sentada, com as pernas abertas, estique os braços na frente do peito, expirando. Ao inspirar, dobre-as na direção dos quadris enquanto contrai o ânus. Repita pelo menos nove vezes.

Contra-indicação: Não fazer este exercício durante o período menstrual.

Exercícios para Tonificar e Revigorar

As mulheres que desejam melhorar seu desempenho sexual podem tonificar e revigorar a energia com uma série de automassagens e exercícios. A seguir, apresentamos vários deles, todos simples e fáceis de fazer. Para exercícios mais complexos, consultar o livro de Mantak Chia, *Taoist Secrets of Love* (Segredos Taoístas do Amor).

Massagem nos Seios. Usando apenas três dedos, massagear ao redor dos mamilos com um movimento circular, de dentro para fora, a fim de estimular as glândulas endócrinas (três a cinco minutos por dia).

Aproveitando a Energia dos Ovários. O tempo entre o final da menstruação e o início da ovulação é quando a energia de seus ovários está no pico de seu yang. Durante esse período, usando a técnica da respiração focalizada, pode-se aproveitar esta energia yang e fazê-la circular, da seguinte forma:

Sente-se em uma cadeira com as costas eretas e os pés no chão e coloque as palmas das mãos sobre os ovários, com os dedos apontando para seu púbis. Feche os olhos e encoste a língua no palato superior. Primeiro realize uma série de respirações abdominais, estufando o abdome ao inspirar e contraindo-o ligeiramente ao expirar, concentrando-se todo o tempo na sensação de energia quente nos ovários. Quando sentir esse calor, espalhe-o mentalmente por todo o baixo ventre. Depois, ao inspirar e contrair o ânus, mande essa energia ainda mais para baixo, em direção ao períneo, e, daí, faça-a subir pela espinha até alcançar o cérebro. Ao expirar, guie mentalmente a energia, descendo pela frente de seu corpo até alcançar o *Dantian*.

Pratique esta respiração durante dez minutos por dia durante o período indicado. A energia yang dos ovários é a energia da reprodução, portanto é uma energia muito poderosa que você está colocando em circulação através de seu corpo.

Tonificando a Vagina com um Ovo. Desde a mais remota antigüidade, as mulheres chinesas usaram o exercício do ovo para tonificar e fortalecer os músculos da vagina.

O ovo deve ser feito de mármore ou pedra polida, nem muito pequeno nem muito grande, e deve ser bem desinfetado ou fervido antes de usado. O procedimento é o seguinte:

Fique de pé, com as pernas ligeiramente separadas, introduza o ovo na vagina e depois posicione seus punhos fechados no nível da virilha. Ao inspirar, contraia os músculos que fecham o orifício da vagina e continue a contração, de modo que estará na verdade empurrando o ovo para cima. Deixe que o ovo desça vagarosamente, depois leve-o para cima outra vez. Quando estiver sem fôlego, expire e faça uma pausa, concentrando-se na energia que sente na vagina. Pratique este exercício de 3 a 10 minutos por dia. (Depois deixe que seu parceiro descubra como você aprendeu a usar os músculos pélvicos!)

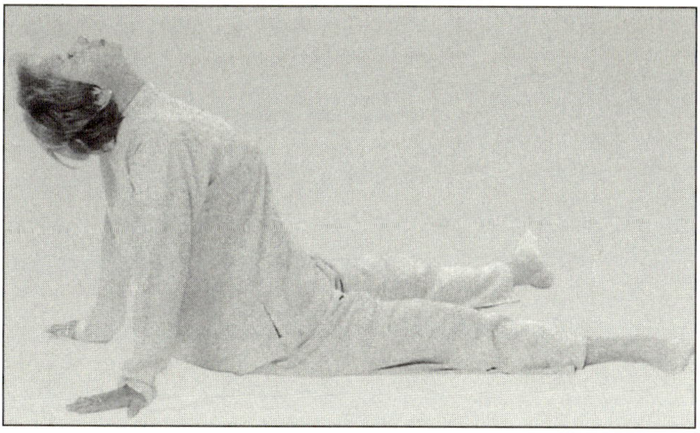

Foto 199

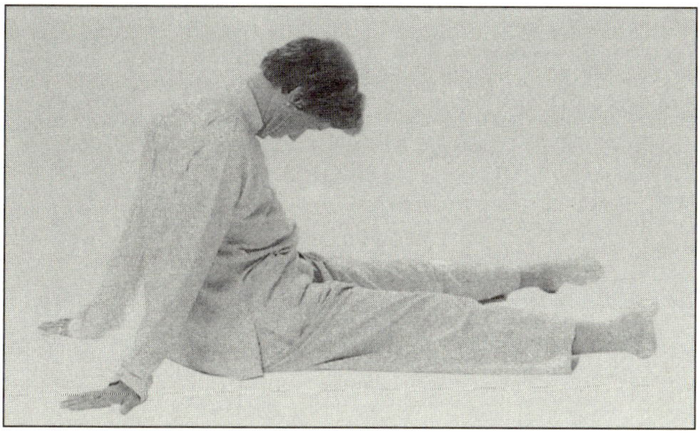

Foto 200

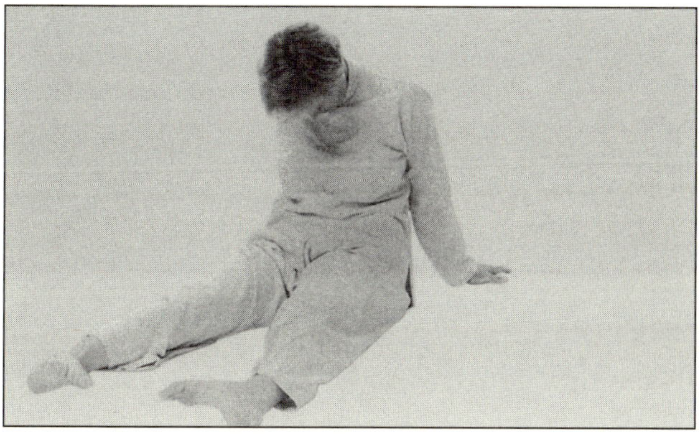

Foto 201

6
Problemas Físicos Comuns na Mulher

Mantendo a Saúde de Ossos e Articulações: os Exercícios da "Medula Dourada"

No período do climatério, a produção de hormônios diminui e alguns hormônios que têm a função de fornecer e direcionar o cálcio desaparecem totalmente. Uma vez iniciado o processo de descalcificação, os ossos tornam-se frágeis. Certos exercícios, porém, tirados da medicina chinesa tradicional e que revigoram a energia dos rins, podem deter a queda na produção de hormônios, entre os quais a adrenalina, a aldosterona, o cortisol e os hormônios esteróides. De acordo com estudos recentes, as praticantes do Qi Gong mantêm uma porcentagem relativamente alta desses hormônios no sangue, independentemente de sua idade.

Primeiro, vamos examinar alguns exercícios da série da "Medula Dourada", concebida precisamente para evitar e curar o envelhecimento das articulações e dos ossos. Apresento alguns dos mais eficazes exercícios, que devem ser feitos todos os dias. As pessoas já atacadas de artrite notarão uma melhora marcante após meses de prática.

Em chinês, os exercícios da "Medula Dourada" são chamados de *Xi Sui Yin Jin*, que significa "lavar a medula óssea e fortalecer os tendões". Segundo a tradição, eles foram inventados pelo monge indiano Bodhidharma, chamado pelos chineses de Da Mo, que, no quinto século d.C., levou os ensinamentos de Buda para a China. No caminho de volta para a Índia, Bodhidharma parou no monastério de Shaolin, que, mais tarde, se tornou famoso por sua escola de artes marciais, e durante sua estada ensinou aos monges esta série de exercícios da "Medula Dourada", assim como o "Clássico dos Tendões" (o *Yi Jin Jing*), uma série de exercícios de alongamento, úteis para recuperar a flexibilidade das articulações quando a pessoa passa horas meditando sentada.

O autor dos seguintes exercícios, Ma Li Tang, aprendeu a série com seu professor Pu Zhao em 1932 e, mais tarde, com Wu Che, um monge do monastério de Wu Tai Shan, no nordeste da China, que lhe deu um velho manuscrito contendo uma versão da "Medula Dourada" do século IX. Baseando seu trabalho no manuscrito, Ma Li Tang criou sua própria série reduzida, completando-a com alguns exercícios para a longevidade, praticados na China desde a dinastia Sung no século XI.

A prática destes exercícios de longevidade era constante na China. Durante a dinastia Sung, o poeta Su She e o médico Shen Kuo já tinham conhecimento da massagem facial, acupressão digital e outras práticas como "portas para a longevidade", que é como eles as apresentaram. Durante a dinastia Ming, no século XVI, o médico Lang Lian recomendou que as pessoas repetissem exercícios diários simples, como dar pancadinhas nos dentes, massagear a cabeça e girar os olhos.

A "Medula Dourada" é uma combinação de várias versões antigas, mas Ma Li Tang adaptou-as e simplificou-as a fim de compor uma série de 23 exercícios fáceis. A "Medula Dourada" é um método holístico que combina automassagem, controle da respiração e alongamento de músculos e tendões, ao mesmo tempo em que nutre e fortalece a medula óssea. Embora o movimento e a automassagem sejam os aspectos centrais desses exercícios, a concentração mental, dirigindo e guiando o fluxo da energia qi, também é muito importante.

O propósito dos exercícios é expelir patógenos dos ossos e tendões, melhorando o fluxo do sangue e a circulação do qi, tornando o corpo mais flexível em algumas semanas de prática diária. Quanto a seu efeito sobre a medula, o mecanismo é interno: esticar os tendões resulta em um aumento do fluxo sangüíneo e do qi nos ossos, melhorando, assim, a troca biológica que permite à medula ser oxigenada. Por meio desses exercícios, então, buscamos uma verdadeira regeneração da medula, importante não apenas para a saúde dos ossos – os chineses dizem que se a medula estiver em bom estado, o cérebro funcionará bem.

A seguir, apresentaremos diferentes modos de praticar esses exercícios.

Respiração. Inspire e expire pelo nariz, concentrando sua atenção na energia qi que flui através de seu corpo, guiada por sua mente. A fim de aumentar o efeito da circulação energética, siga este método: infle o abdome ao inspirar e contraia os músculos abdominais ao expirar. Dessa forma, de acordo com os chineses, "o qi chega repentinamente e a doença desaparece".

Exercícios Simples e em Série. Os exercícios podem ser divididos de acordo com as necessidades dos praticantes. É melhor repetir cada exercício oito vezes (ou um múltiplo de oito). Como tratamento preventivo e para conseguir uma boa saúde, recomenda-se a série toda diariamente.

Ao final de uma série, ou mesmo de um exercício simples, lembre-se de que a regra fundamental do Qi Gong é: sempre leve mentalmente a energia de volta para o *Dantian* (ver páginas 26 e 27 do Capítulo 1). E ao início de cada exercício, *sempre* volte à posição básica.

A Posição Básica. Esta é a posição básica para quase todos os exercícios do Qi Gong.

Fique de pé, ereta, com os pés separados de forma a alinharem-se com os ombros, com o peso do corpo distribuído igualmente sobre toda a superfície de cada pé. Os joelhos devem ser ligeiramente flexionados, como se estivessem segurando um ovo. Mantenha os braços caídos naturalmente ao lado do corpo, com os cotovelos arredondados, não rígidos.

As costas devem estar eretas e a cabeça também, com o queixo ligeiramente para dentro. Imagine sua cabeça presa a um cordão que corre do ponto *Baihui* (20 DM, ver Figura 8), localizado no ápice do crânio, até o próprio céu. Visualize um Y de cabeça para baixo, conectando os pontos *Yongquan* (1 R, embaixo da sola dos pés, ver Figura 5), *Huyin* (1 RM, no períneo, ver Figura 14) e *Baihui*. Descontraia o rosto e limpe a mente. Mantenha a bacia pélvica na horizontal: imagine-a como uma tigela cheia de líquido que você não pode derramar. Esta posição fortalece os músculos das nádegas.

Respire naturalmente pelo abdome; o peito deve permanecer parado. Coloque a língua no palato superior e feche os lábios. Cruze as mãos abaixo do umbigo, na zona do *Dantian*, receptáculo da energia (ver Figura 9) – a mão direita sobre a esquerda para as mulheres, a esquerda coberta pela direita para os homens –, sobrepondo os dois pontos *Laogong* (8 Pc, ver Figura 11) no centro das palmas. Mantenha os olhos meio fechados e olhe diretamente para frente sem fixar.

Comece cada exercício pela posição básica e antes de iniciar uma série faça o "silêncio do corpo", harmonizando a respiração, a mente e o corpo.

Para informações sobre as regras básicas da acupressão, ver a seção sobre a medicina chinesa tradicional na Introdução.

Rotação dos Dedos ("Medula Dourada")

Este exercício ajuda a restaurar a agilidade dos pulsos, combate a osteoartrite nas articulações e diminui a perda de memória. Ativa os três meridianos yin e os três meridianos yang da mão. Pode ajudar na terapia do mal de Parkinson, devendo incluir todos os exercícios da "Medula Dourada", assim como o uso de sons terapêuticos, em particular o som "Chui". Um profissional da medicina chinesa tradicional também pode prescrever uma dieta especial para o tratamento do mal de Parkinson.

Veja Fotos 202 a 213, que ilustram este exercício. Com os cotovelos dobrados, levante as palmas das mãos à sua frente, abertas e voltadas para seu rosto. Ao inspirar, deixando seu abdome encher-se e inflar, dobre os dedos de ambas as mãos, um por um, começando com os dedos mindinhos. Depois faça uma rotação completa dos pulsos, de modo que as costas de suas mãos se juntem. Continue a rotação de modo que seus dedos curvados fiquem de costas para seu corpo e gire as mãos para longe uma da outra, até que as costas de seus pulsos fiquem de frente para seu corpo. Expire enquanto estica os dedos de ambas as mãos, começando com os

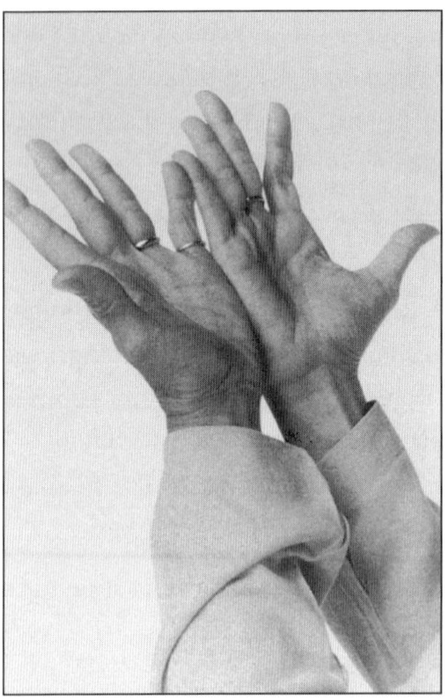

Foto 202

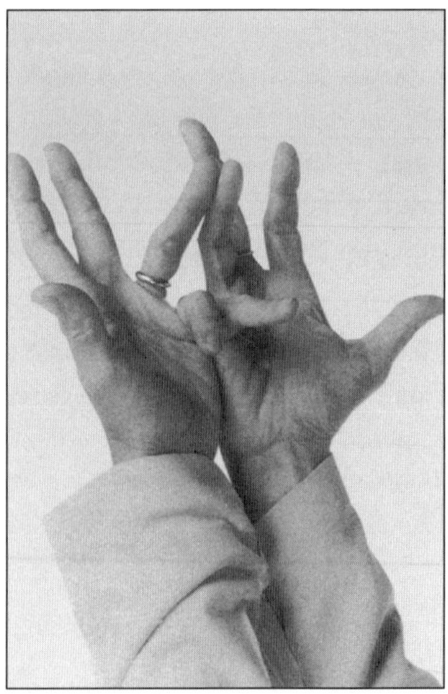

Foto 203

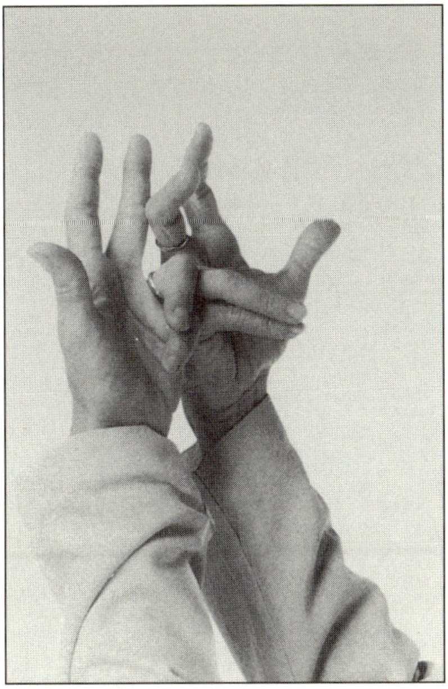

Foto 204

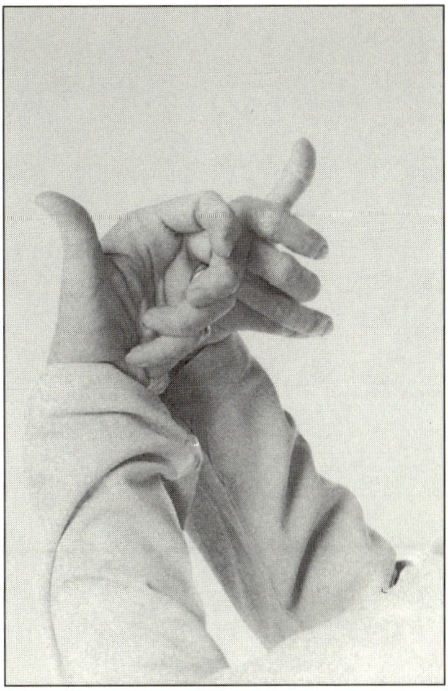

Foto 205

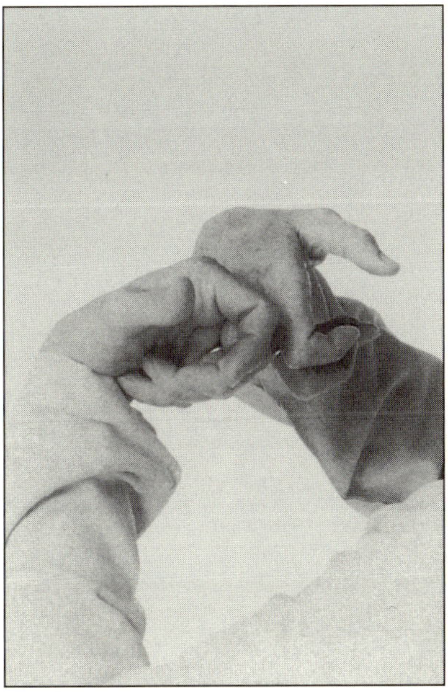

Foto 206

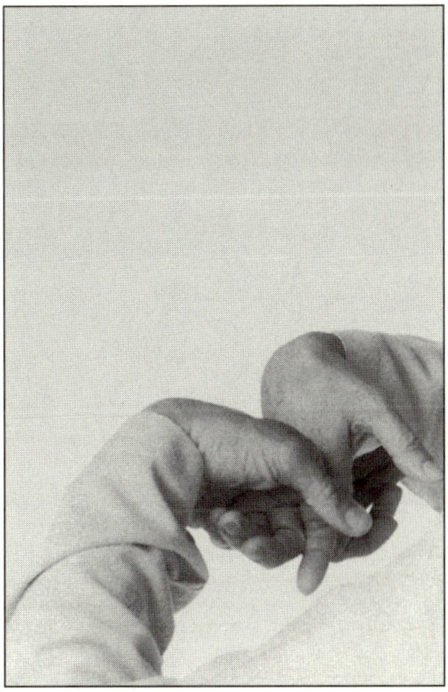

Foto 207

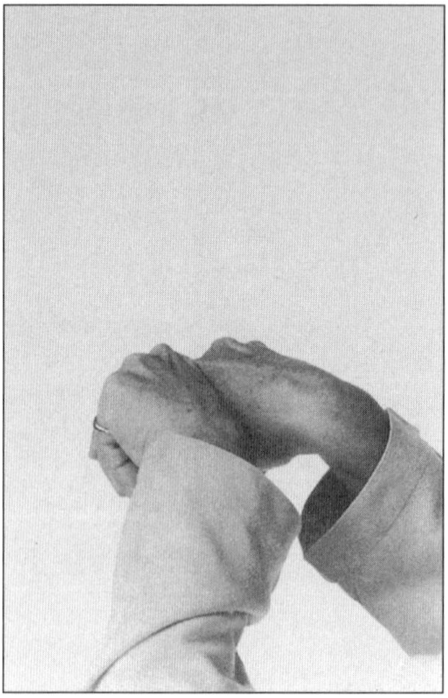

Foto 208

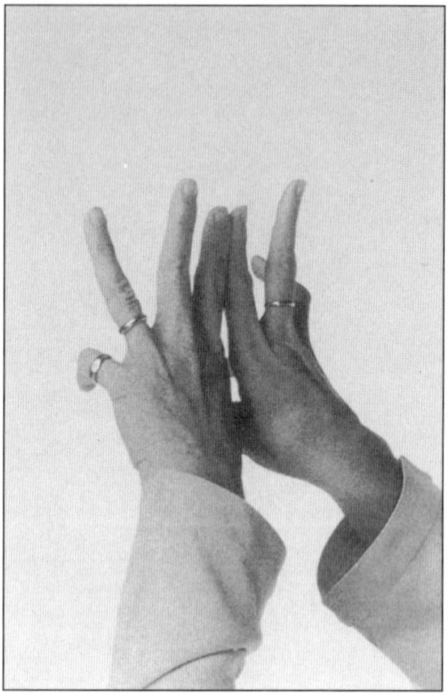

Foto 209

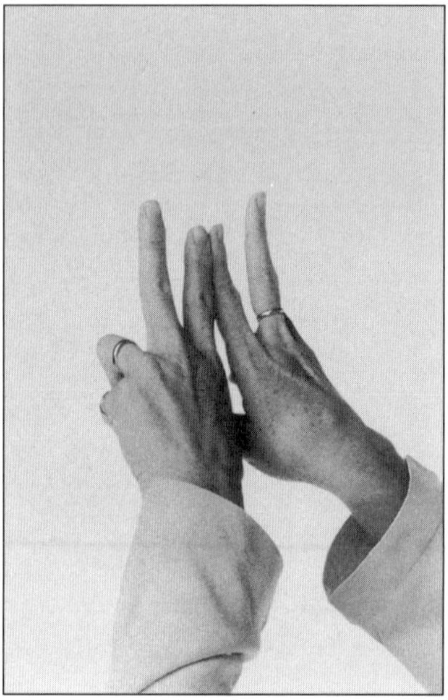

Foto 210

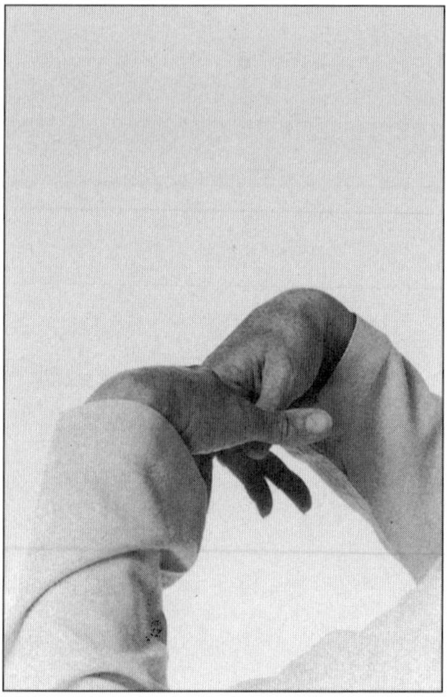

Foto 211

dedos indicadores. Inspire outra vez enquanto dobra as mãos em punhos mais uma vez, começando com os dedos mindinhos, e gire os pulsos até que as costas das mãos se toquem, com seus dedos curvos de frente para o corpo. Continue a rotação e expire enquanto, começando com os indicadores, estica os dedos de ambas as mãos com as palmas mais uma vez abertas à sua frente.

Concentre sua atenção em manter a rotação descontraída e suave. Repita o exercício oito vezes, ou um múltiplo de oito.

Movimento dos Cotovelos ("Medula Dourada")

Este exercício mantém a agilidade nas articulações dos cotovelos e ombros e restaura a flexibilidade dos braços.

Veja Fotos 214 a 218, que ilustram este exercício. Você pode começar de pé ou sentada. Ao inspirar, levante um braço na frente do corpo, com a palma da mão para baixo, na altura dos ombros. Ao expirar, dobre o cotovelo e leve-o para trás, com a palma voltada para cima, até que o pulso alcance a cintura. Depois deixe que

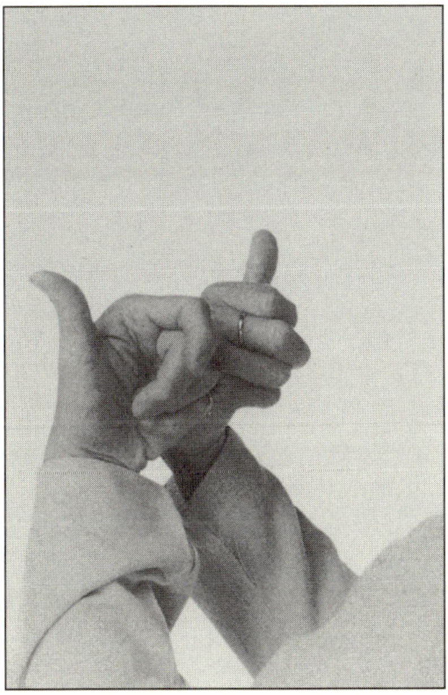

Foto 212

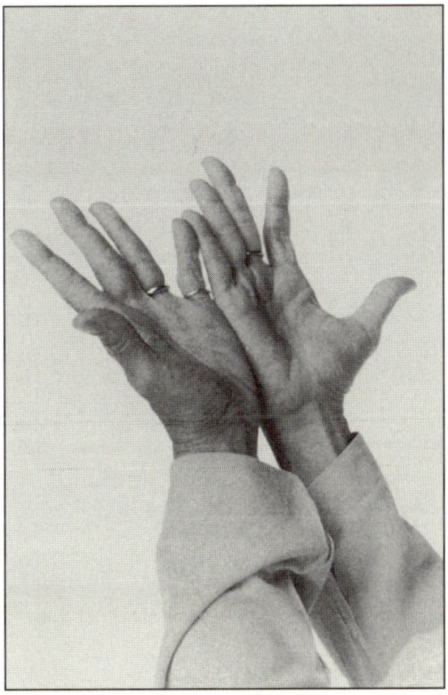

Foto 213

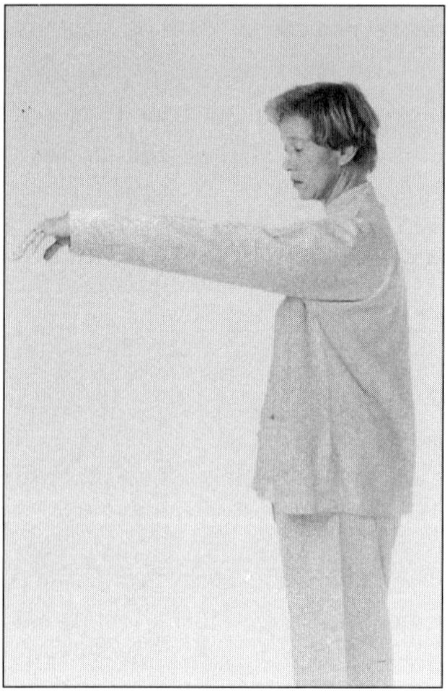

Foto 214

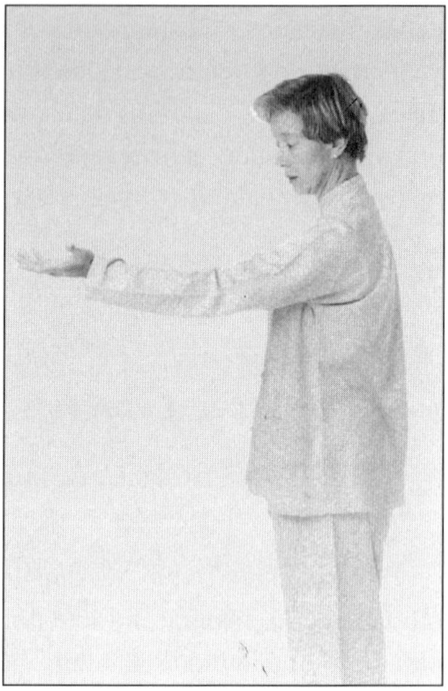

Foto 215

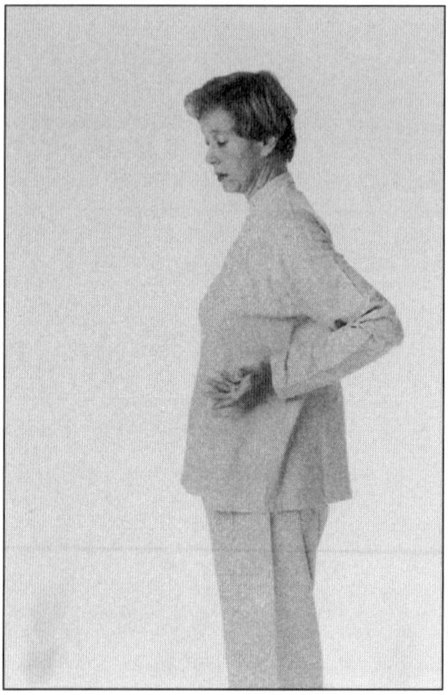

Foto 216

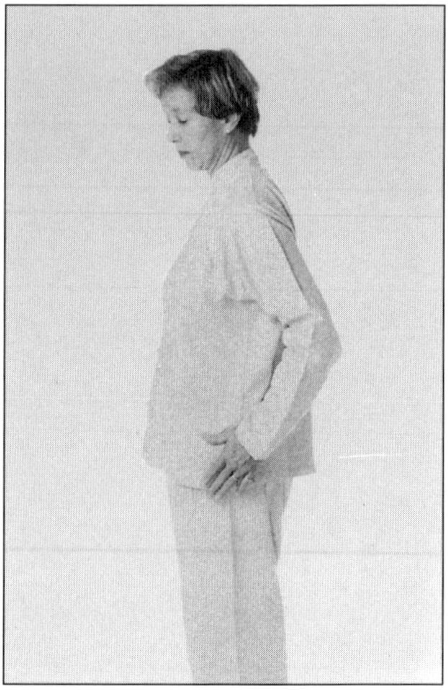

Foto 217

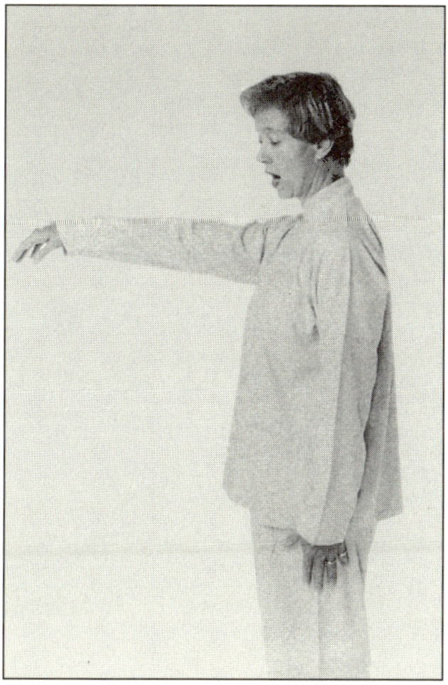

Foto 218

o braço caia naturalmente ao lado do corpo. Repita o mesmo movimento com o outro braço. Esses movimentos devem ser realizados muito vagarosamente, e sua atenção deve focalizar-se em seu cotovelo.

Movimento dos Ombros ("Medula Dourada")

Este exercício é indicado para dor nos ombros, bursite, asma e pleurisia. Feito regularmente durante seis meses, pode resolver facilmente distúrbios motores dos ombros. Divide-se em duas partes.

Primeira Parte. Ao inspirar, levante os braços à sua frente na altura dos ombros, com as palmas das mãos para baixo. Ao expirar, puxe os cotovelos para trás, com as palmas das mãos para cima. Ao inspirar outra vez, levante os cotovelos, girando-os para frente, até que as costas de suas mãos se unam no nível do plexo solar (ver Fotos 219 a 225).

Depois, ao expirar, estique os braços para frente e mova um para cada lado, como se estivesse fazendo nado de peito. Quando eles se tocarem atrás das costas, traga-os outra vez para frente, dobre os pulsos e gire-os debaixo das axilas; depois, deixe as mãos novamente caírem para os lados do corpo.

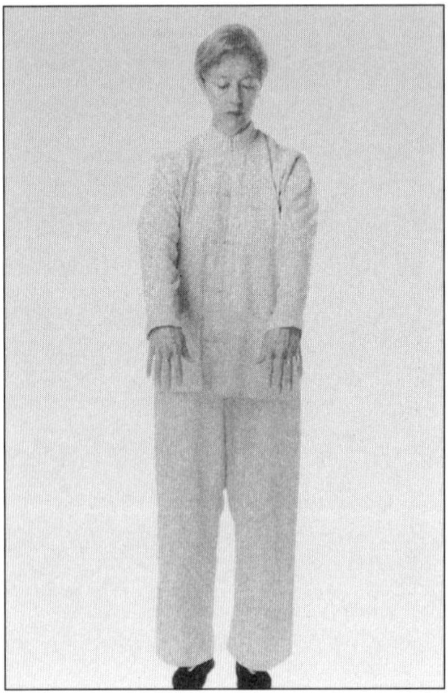

Foto 219

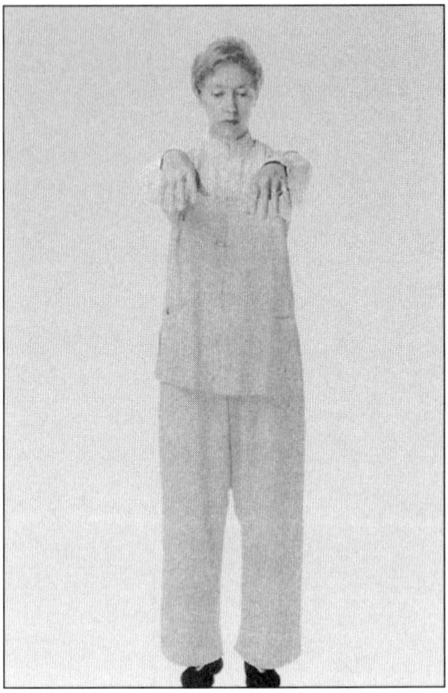

Foto 220

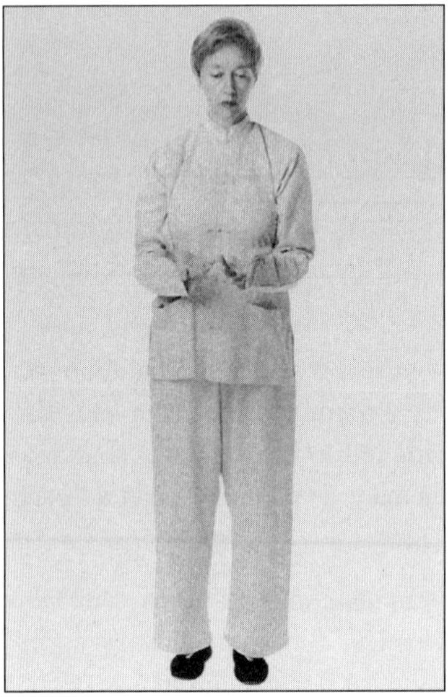

Foto 221

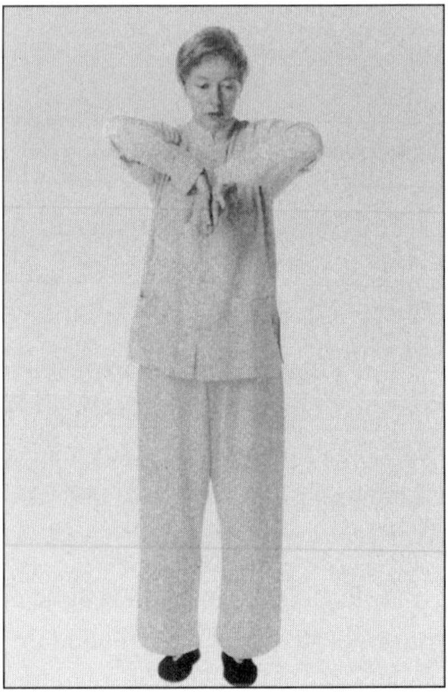

Foto 222

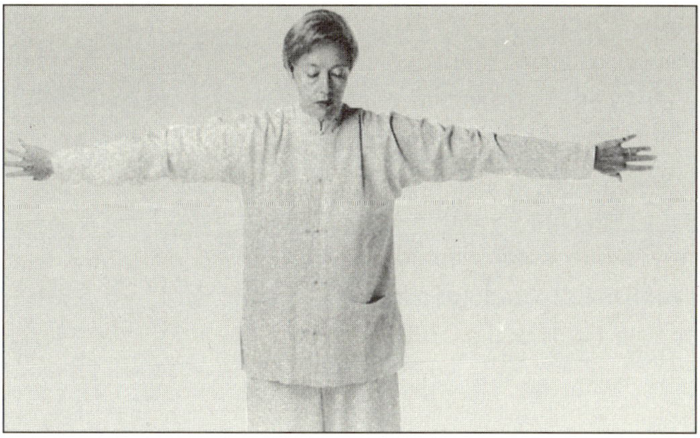

Foto 223

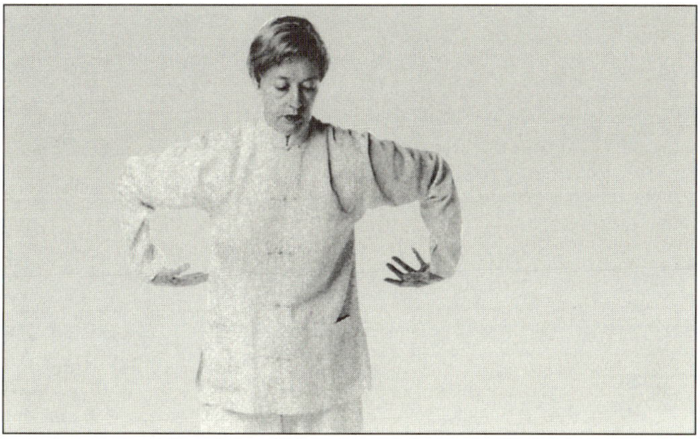

Foto 224

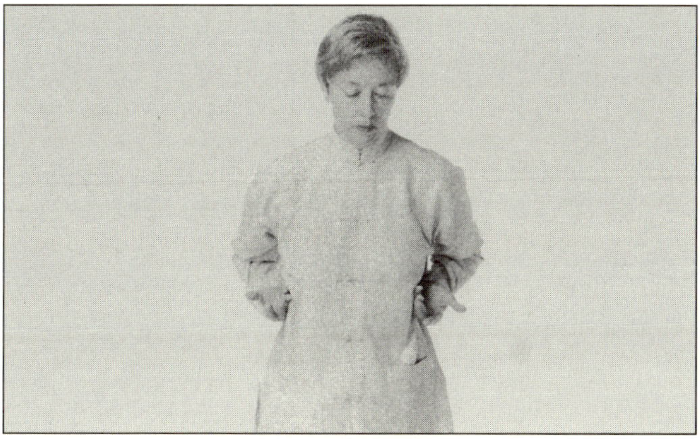

Foto 225

Segunda Parte. Ao inspirar, levante as duas mãos, dorso contra dorso, na altura do plexo solar, levantando os cotovelos. Ao expirar, gire os cotovelos para trás, enquanto abre as palmas das mãos, polegares tocando os ombros, e termine o movimento escorregando as palmas sob as axilas e descendo-as para o lado do corpo (ver Fotos 226 a 230).

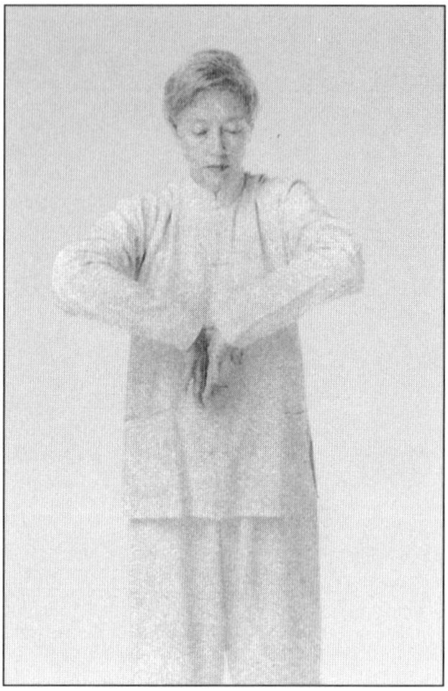

Foto 226

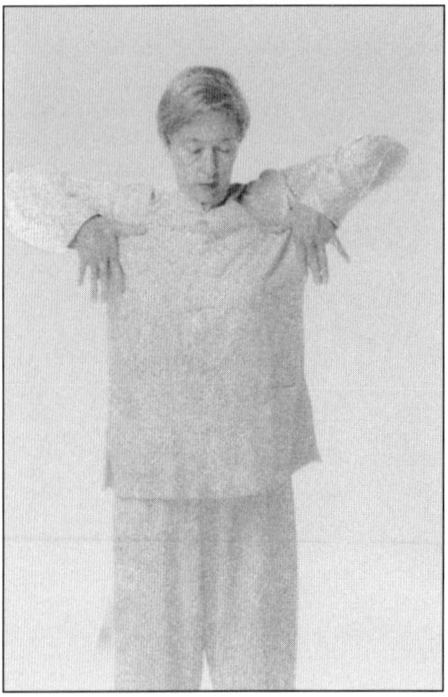

Foto 227

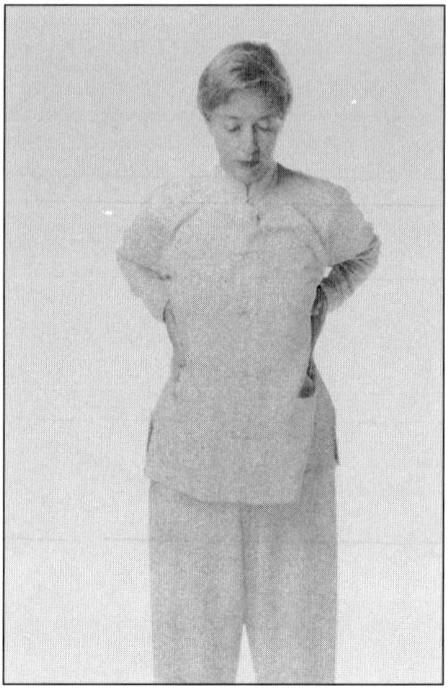

Foto 228

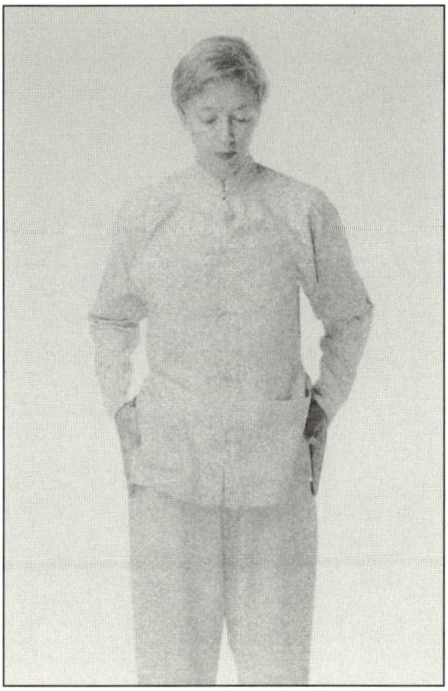

Foto 229

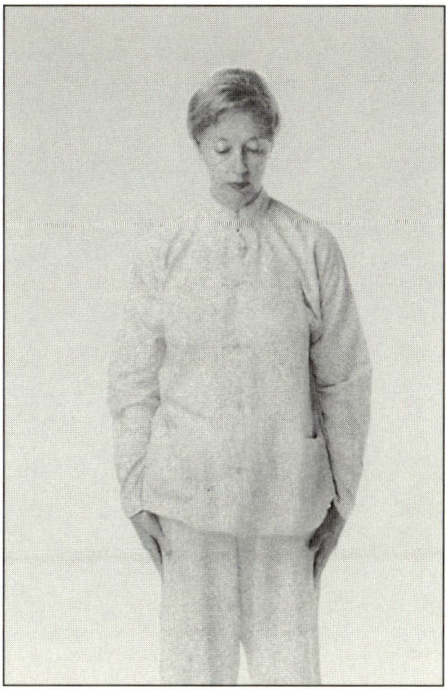

Foto 230

Esticando os Braços para Abrir o Peito ("Medula Dourada")

Este exercício é indicado para problemas pulmonares, uma vez que aumenta a capacidade respiratória. Repita-o de 8 a 64 vezes.

Ao inspirar, levante os braços à sua frente no nível dos ombros, abra as palmas das mãos viradas para cima. Puxe os cotovelos para trás, girando os pulsos no nível do peito. Ao expirar, empurre para fora e para os lados com as palmas abertas, de modo que seus braços formem um círculo.

Agora, ao inspirar outra vez, mova os braços para trás e para os lados, como se estivesse nadando, e quando eles se tocarem atrás das costas, expire, girando os pulsos e levando as mãos para baixo das axilas; depois, deixe-as cair ao lado do corpo. Ver Fotos 231 a 240.

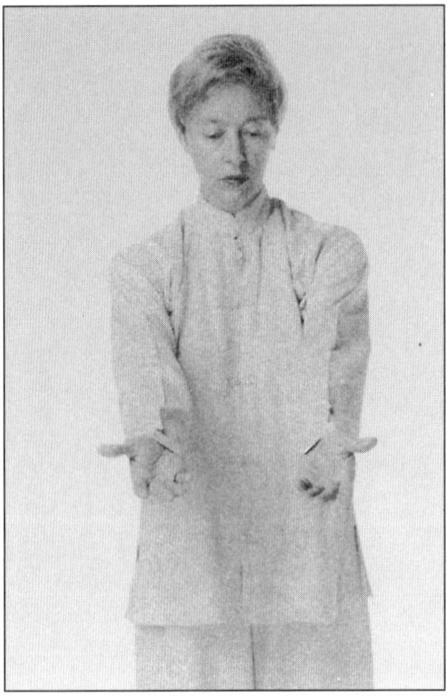

Foto 231

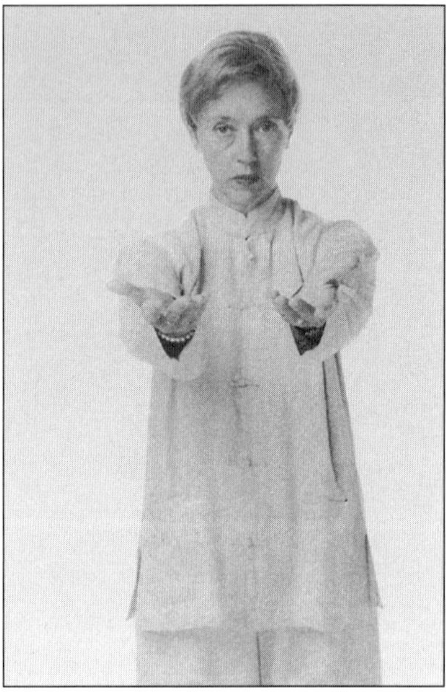

Foto 232

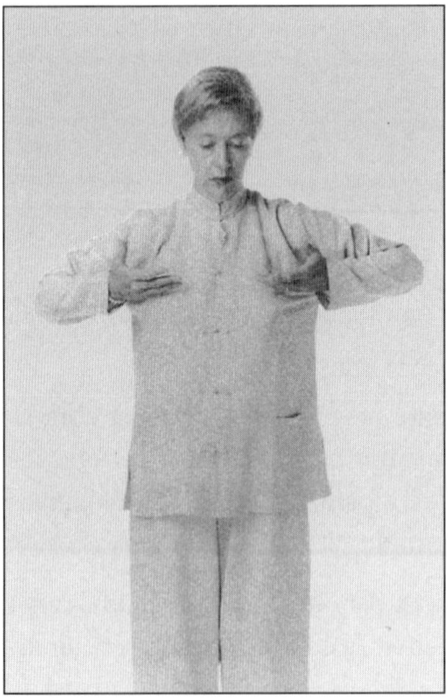

Foto 233

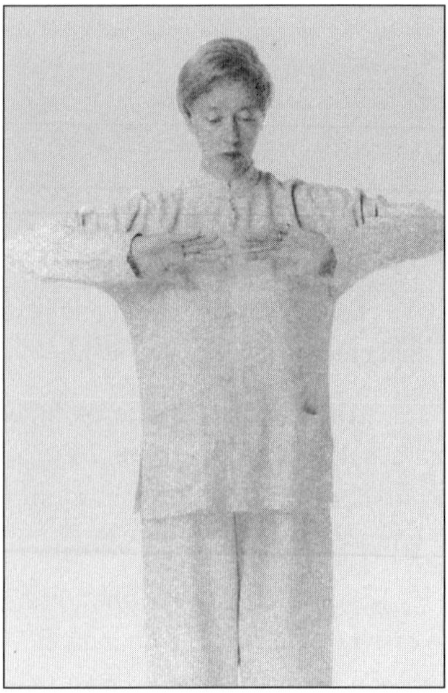

Foto 234

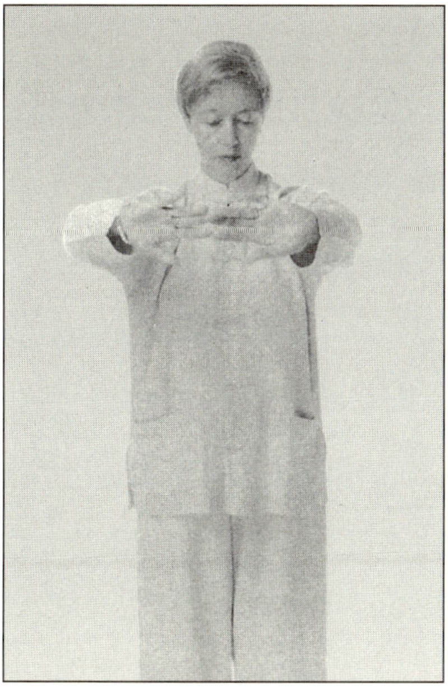

Foto 235

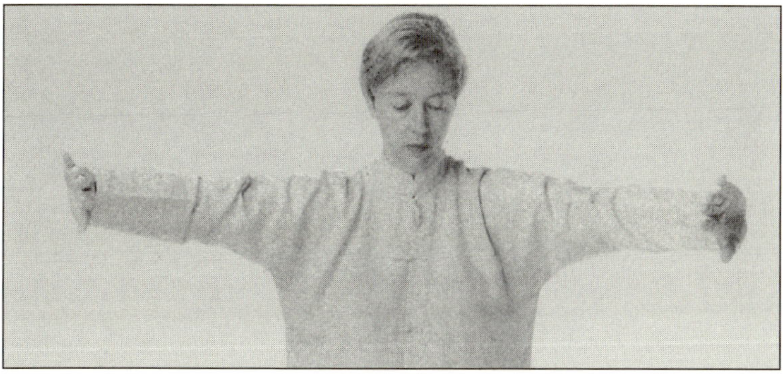

Foto 236

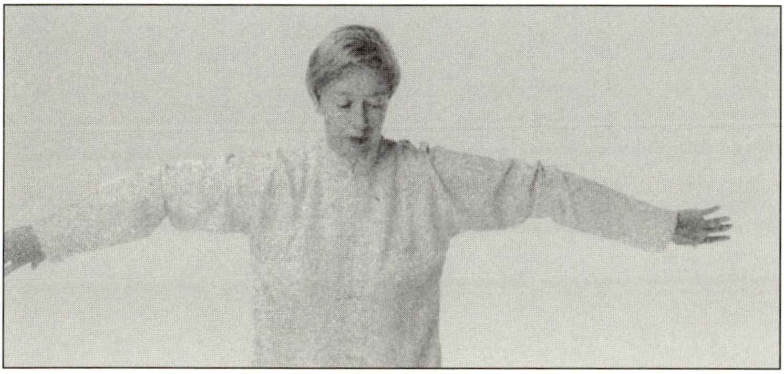

Foto 237

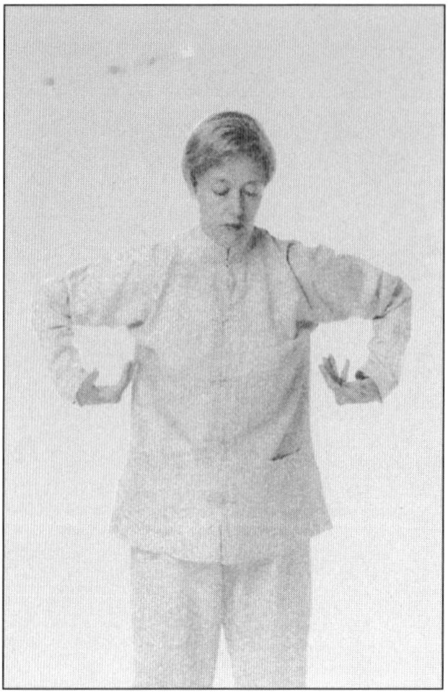

Foto 238

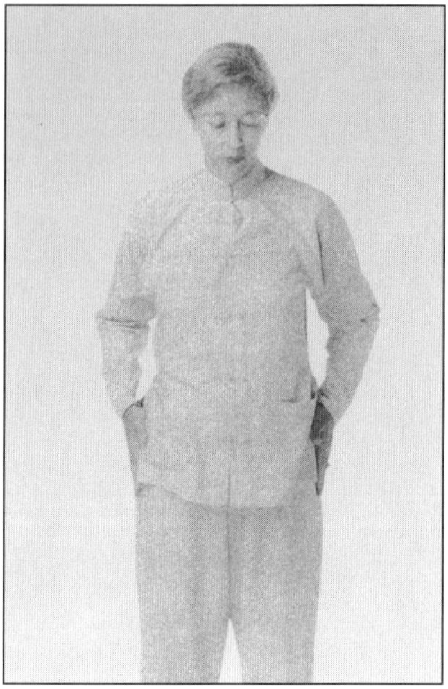

Foto 239

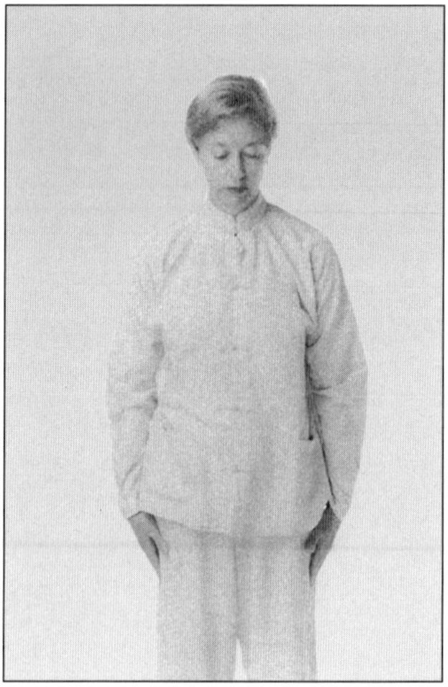

Foto 240

O Dragão Escorrega Coluna Acima ("Medula Dourada")

Ver páginas 37 e 38 do Capítulo 2, acompanhadas das Fotos 15 a 19, que ilustram este exercício.

Rotação da Cintura ("Medula Dourada")

Este exercício é indicado para esporões nos ossos, dores lombares, artrite reumatóide, problemas da articulação dos quadris, rigidez lombar e pélvica, problemas renais e ginecológicos e impotência masculina.

Veja Fotos 241 a 244. Concentrando a atenção na cintura, coloque as palmas das mãos sobre os rins, com os dedos apontados para baixo. Ao inspirar, jogue a pélvis para frente, primeiro na direção do pé direito, depois na direção do pé esquerdo, de modo a descrever um meio-círculo muito grande. Ao expirar, faça com a pélvis um círculo igualmente grande para trás. Continue da mesma forma, repetindo o círculo quatro vezes, no sentido horário. Depois, repita-o quatro vezes no sentido anti-horário.

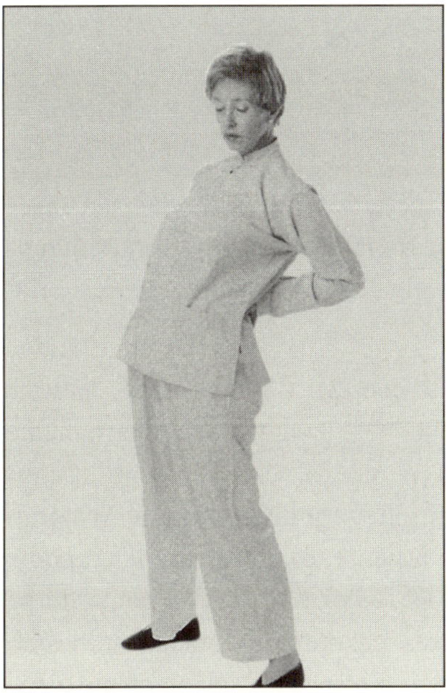

Foto 241

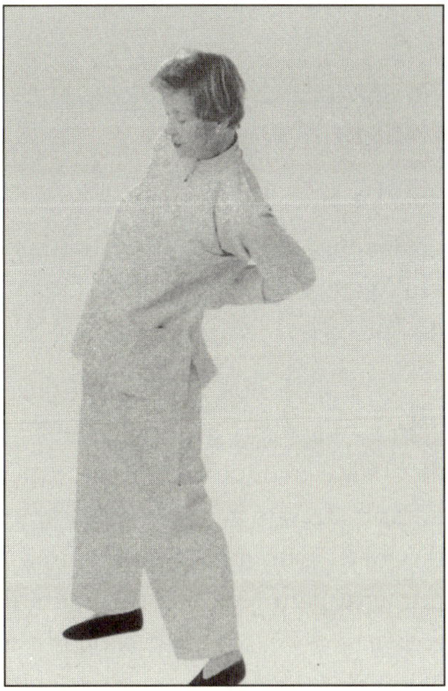

Foto 242

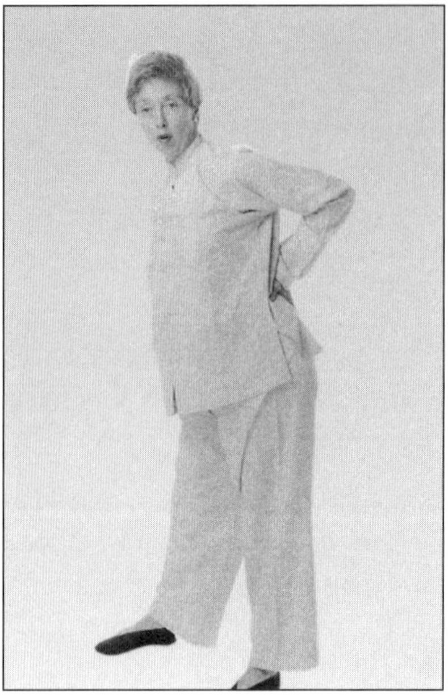

Foto 243

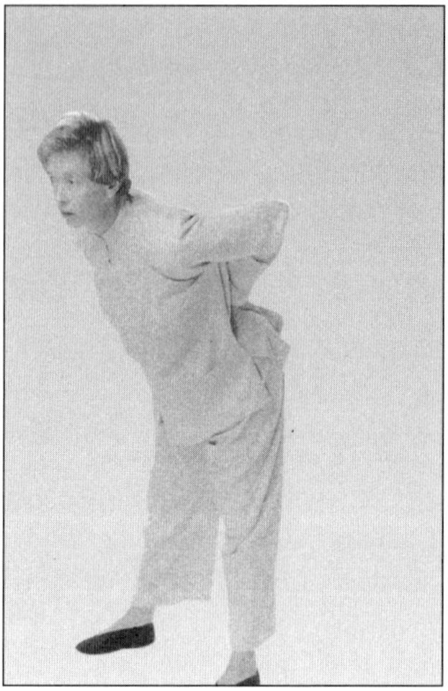

Foto 244

Rotação dos Tornozelos e Pés ("Medula Dourada")

Este exercício é indicado para pés inchados, edemas das pernas e problemas cardíacos. Ele é fundamental porque trabalha sobre os três meridianos yin (baço, rins e fígado) e os três meridianos yang (estômago, bexiga e vesícula) dos pés.

Veja Fotos 245 a 249, que ilustram este exercício. Fique de pé, ereta, e com as mãos nos quadris trabalhe um pé de cada vez, levantando-o ligeiramente do chão e mantendo a perna esticada. Gire o pé quatro vezes em sentido anti-horário, depois quatro vezes em sentido horário, da seguinte forma: ao inspirar, flexione a ponta do pé para cima, em direção à perna, e gire-a para que aponte primeiro para fora e depois para dentro. Depois, ao expirar, vire a ponta do pé para baixo. Pessoas fracas ou idosas podem fazer o exercício sentadas ou mesmo deitadas, se o desejarem. Se não conseguir mover o tornozelo corretamente, peça a ajuda de outra pessoa.

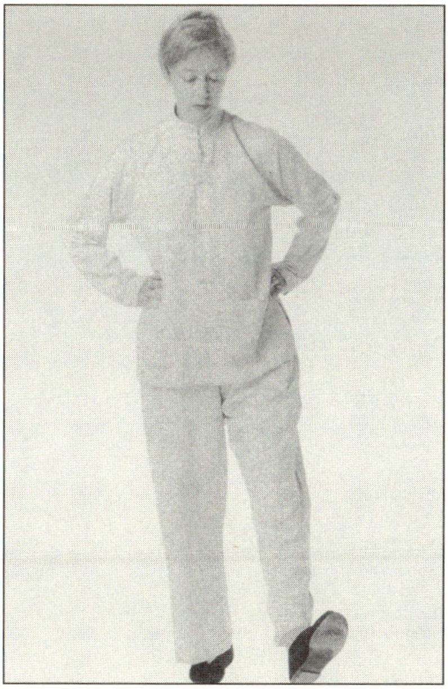

Foto 245

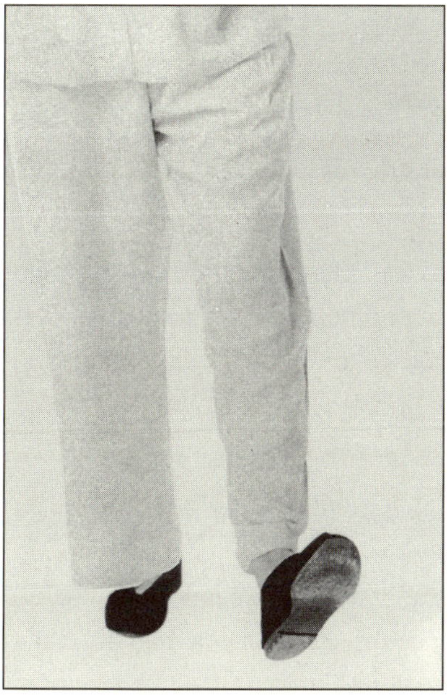

Foto 246

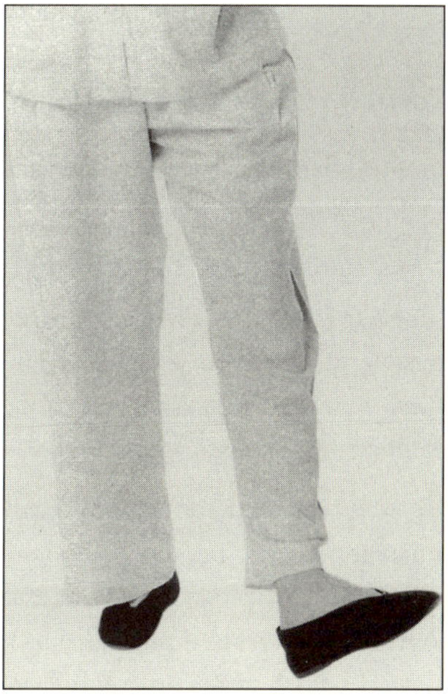

Foto 247

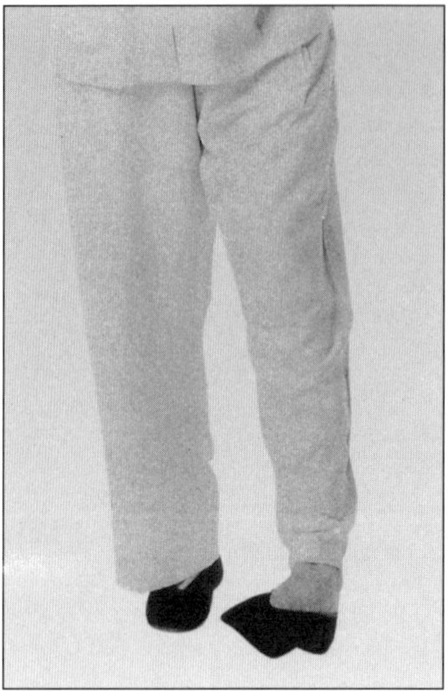

Foto 248

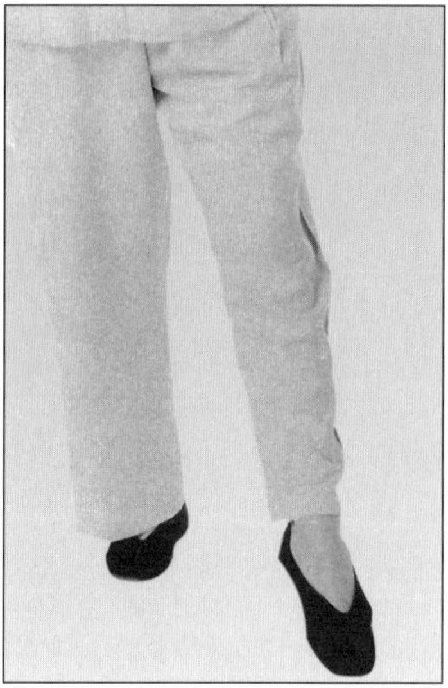

Foto 249

Rotação dos Joelhos ("Medula Dourada")

Este exercício é indicado para problemas da articulação do joelho ou menisco e para distúrbios dos rins.

Veja Fotos 250 a 253. Coloque as palmas das mãos de modo que o ponto *Laogong* (8 Pc, ver Figura 6) fique em contato com o meio das rótulas. As pontas de seus dedos devem tocar as seguintes articulações ao redor do joelho: polegar no *Xuehai* (10 B), indicador e dedo médio nos dois pontos *Xiyan* (52 Ext) e o anular no *Dubi* (35 E, ver Figura 19).

Ao inspirar, puxe para cima, nas rótulas, agarrando firmemente os pontos indicados acima; depois, dobrando os joelhos, gire-os manualmente em sentido anti-horário. Expire e libere a pressão dos dedos ao retornar para a posição inicial, com as pernas retas, e pressione as rótulas com o centro da palma da mão. Repita a rotação quatro vezes em sentido anti-horário (para revigorar) e quatro vezes em sentido horário (para dispersar).

Fechamento

Para concluir a série "Medula Dourada", esfregue as mãos uma na outra, visualizando a energia, concentrando-se nos pontos *Laogong* (8 Pc, ver Figura 6), depois coloque as palmas sobre os olhos, sentindo a energia fluir para eles. Então conduza a energia de volta para o *Dantian* enquanto suas mãos descem pelo rosto, pescoço e peito, para finalmente se cruzarem sobre o *Dantian*.

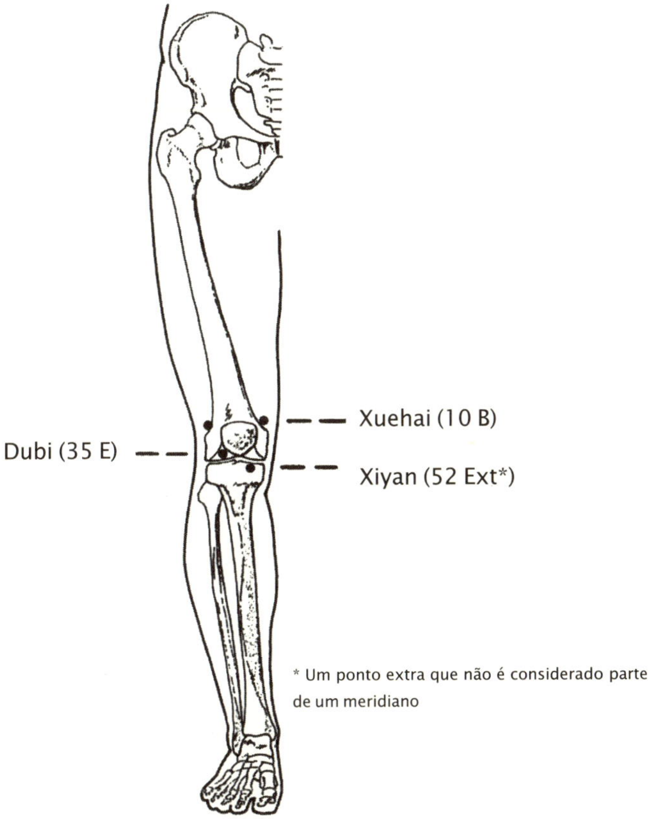

Figura 19: Alguns pontos do joelho

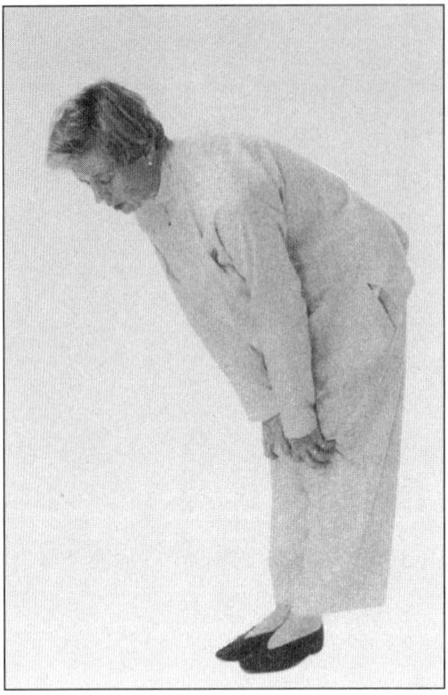

Foto 250

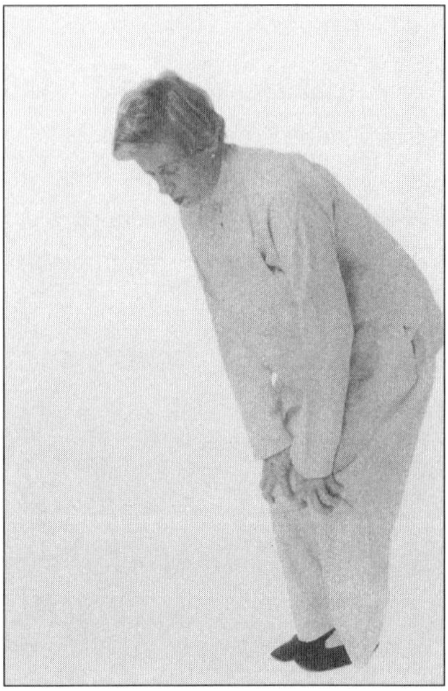

Foto 251

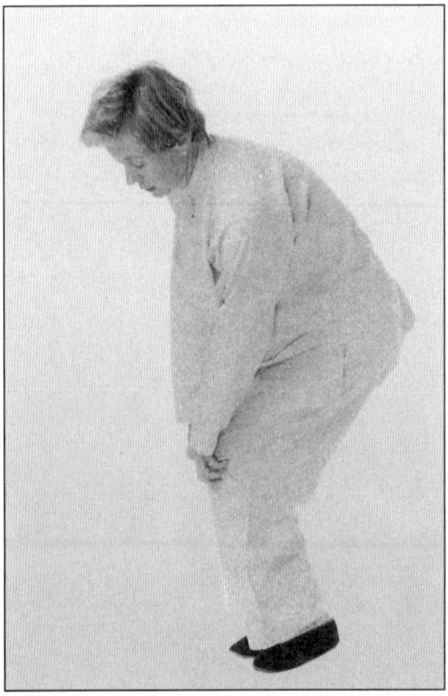

Foto 252

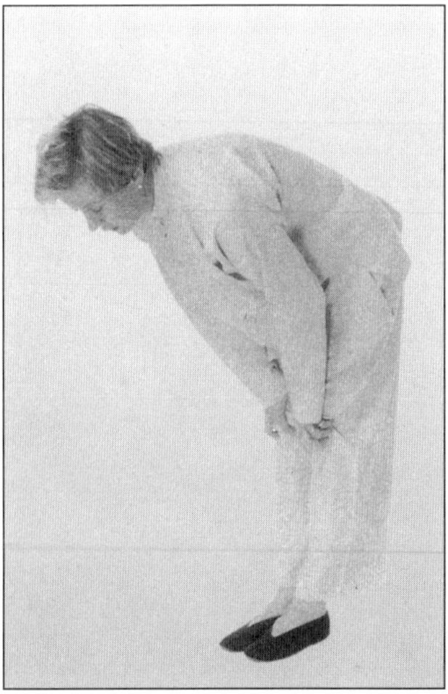

Foto 253

Como Aliviar os Problemas do Envelhecimento

"Os Quatro Elefantes Nutrem a Energia Yang"

Este exercício fortalece a energia yang e revigora os rins (e, portanto, a medula e o cérebro). É indicado em casos de impotência e exaustão nervosa.

Contra-indicações: Pessoas que têm problemas cardíacos ou pressão alta *não* devem fazer este exercício. Também não deve ser feito à noite, uma vez que estimula a energia yang, o que pode resultar em insônia.

Fique de pé, ereta, com os calcanhares juntos e as pontas dos dedos tão para fora quanto possível. Dobrando os joelhos, abaixe-se o mais que puder, mantendo o torso ereto e a base de sua pélvis inclinada para frente, de modo a eliminar a curva dos rins. Leve os braços para fora, formando um círculo na frente de seu corpo, com as palmas das mãos voltadas para o *Dantian*. Encoste a ponta da língua no palato superior. Concentre-se no ponto *Mingmen* (4 DM, ver Figura 8), entre a segunda e a terceira vértebras lombares, especialmente quando está expirando.

Nesta posição, que facilita a abertura do *Mingmen* e do meridiano dos rins, repita uma série de respirações abdominais. Ao inspirar, empurre o abdome para fora; ao expirar, contraia os músculos abdominais, dirigindo mentalmente a energia para os rins.

Repita o exercício com o máximo de concentração, primeiro durante 3 minutos; depois, pouco a pouco, aumente o tempo para 15 minutos.

O Som Terapêutico "Hong"

A produção do som terapêutico budista "Hong", cuja vibração faz com que a energia dos rins aumente em todo o corpo, é indicada para evitar e reverter a fadiga, a exaustão e as degenerações físicas causadas pelo envelhecimento. O som "Hong" revigora os rins, a medula, o cérebro, o cerebelo e os órgãos genitais. Combate a perda de memória e a dificuldade de concentração.

Sente-se ou fique de pé, ereta, com as mãos cruzadas sobre o *Dantian*. Emita o som "Hong" com grande força, fazendo-o vibrar nos rins, ossos e crânio. O som deve ser intenso, sustentado, e sempre emitido com a mesma freqüência.

Fortalecendo a Audição

Tocando os Tambores do Céu ("Medula Dourada")

Este exercício é indicado para surdez, distúrbios auditivos, perda de equilíbrio e inflamações nos olhos.

Veja Fotos 254 a 257. Dobre a aurícula e o lóbulo das orelhas e pressione as palmas das mãos contra eles, com os dedos apontando para trás da cabeça. Pressione as mãos contra as orelhas com bastante força, de modo que não consiga ouvir nenhum som externo. Cruze os indicadores sobre os anulares, depois tire rapidamente os indicadores de sobre os anulares de modo a bater de leve no pescoço. Repita este procedimento 32 vezes, batendo entre os pontos *Fengfu* (16 DM) e *Yamen* (15 DM, ver Figura 8). Em casos de distúrbios auditivos como zumbidos, campainha e sons diversos nos ouvidos, bata 64 vezes.

Estimulando o Canal Auditivo

Este exercício é indicado para zumbido nos ouvidos, enxaqueca e problemas auditivos.

Introduza os indicadores nos canais dos dois ouvidos, bloqueando-os bem, e coloque os polegares no ponto *Daying* (5 E), na mandíbula inferior, com o dedos médios no ponto *Xuanlu* (5 V) e os anulares no ponto *Xuanli* (6 V, ver Figura 10). Estes últimos pontos estão localizados acima das têmporas.

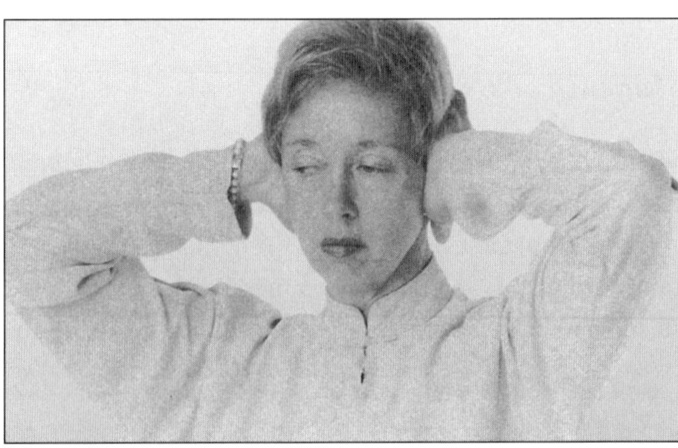

Foto 254

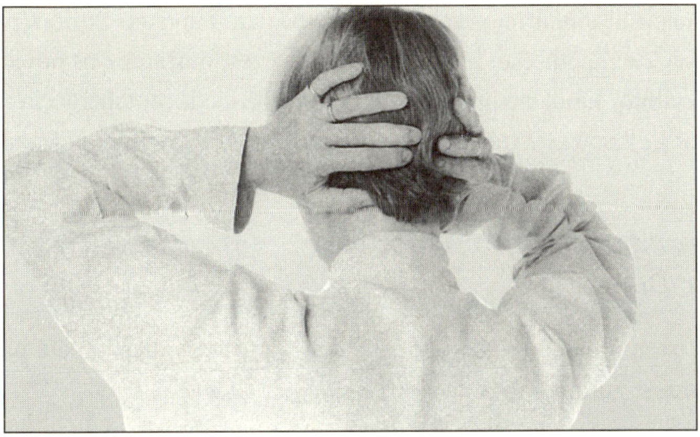

Foto 255

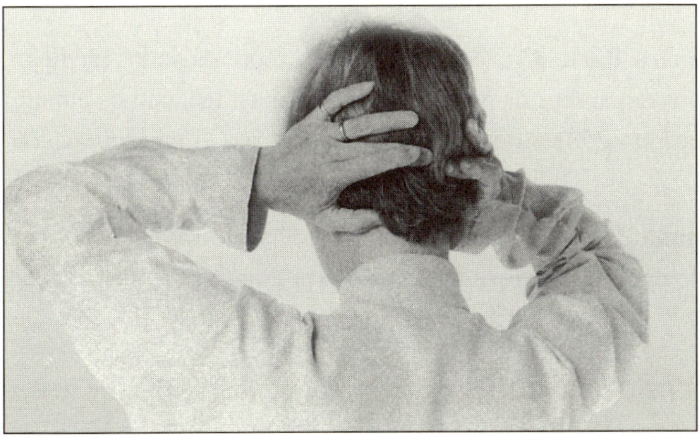

Foto 256

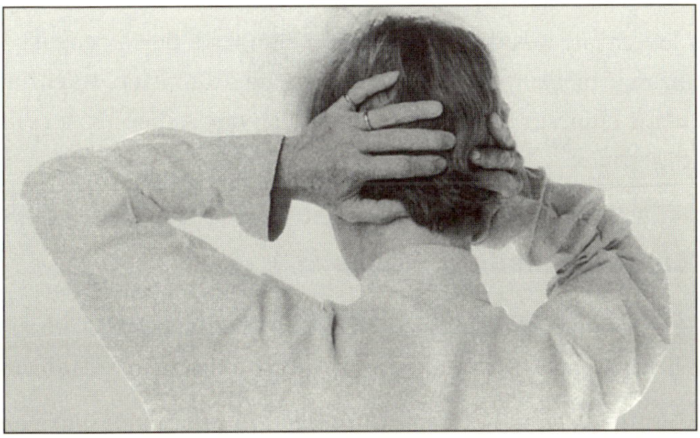

Foto 257

Ao inspirar, empurre os canais auditivos para cima; ao expirar, puxe-os para baixo. Depois de repetir este movimento oito vezes, destampe os ouvidos com um movimento súbito, enquanto pressiona o trágus, a pequena protuberância cartilaginosa na frente da orelha. Você irá experimentar uma sensação de grande calma.

Massageando o Ponto Tinggong ("Medula Dourada")

Este exercício, que se compõe de duas partes, é indicado para problemas de audição, surdez, zumbido nos ouvidos e dores de dente.

Tinggong (19 ID) é o ponto principal do meridiano do intestino delgado (ver Figura 10). Fica localizado bem na frente do trágus da orelha, na concavidade que se forma quando se abre bem a boca.

Primeira Parte. Cruze os indicadores sobre os dedos médios e coloque os dedos médios em ambos os pontos *Tinggong,* massageando-os em um movimento circular (ver Foto 258). Ao inspirar, massageie para cima e, ao expirar, para baixo e para trás.

Segunda Parte. Ao inspirar, cubra as orelhas com as palmas das mãos e aplique forte pressão durante alguns segundos; ao expirar, relaxe a pressão subitamente.

Fortalecendo os Dentes

Bater Levemente nos Dentes 36 Vezes ("Medula Dourada")

Bata levemente nos dentes 36 vezes seguidas e depois engula a saliva três vezes, visualizando mentalmente sua passagem para o estômago. As enzimas salivares (chamadas pelos chineses de "água celestial") ativam a digestão e evitam tumores no sistema digestivo.

Girar a Língua ("Medula Dourada")

Este exercício é indicado para gengivas inchadas, piorréia, desenvolvimento anormal da língua, problemas dentários, disfonia e problemas cardíacos.

Passe a língua sobre os dentes, formando um círculo, oito vezes em uma direção e oito vezes na outra, até, no máximo, 64 vezes.

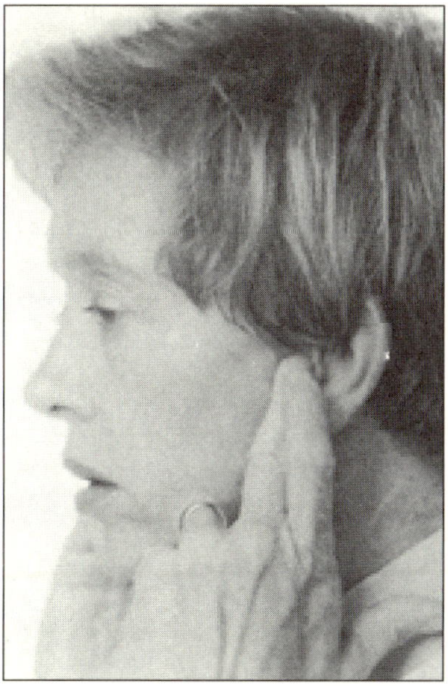

Foto 258

Fortalecendo a Memória

Penteando os Cabelos para Trás ("Medula Dourada")

Durante este exercício, a energia flui ao longo do caminho dos meridianos da bexiga, da vesícula e do triplo aquecedor. O exercício é indicado para pressão alta e problemas oculares e melhora a circulação sangüínea no cérebro. Ajuda particularmente os idosos.

Veja Fotos 259 a 268, que ilustram este exercício. Pressione o ponto *Jingming* (1 Bx, ver Figura 4), no canto interno das pálpebras, três ou cinco vezes. Depois, com as mãos imitando garras, penteie os cabelos vigorosamente para trás, deixando que as mãos deslizem para o pescoço até alcançarem a sétima vértebra cervical, bem onde ela sobressai, no ponto *Dazhui* (14 DM, ver Figura 8).

Depois deslize as mãos, descendo ao longo do meridiano da vesícula, ao longo dos lados do pescoço e peito e sob as axilas, depois descendo pelos lados do torso, quadris e coxas. Finalmente, visualize o qi fluindo ao longo da parte externa das pernas, até alcançar o último ponto do meridiano da vesícula, *Zuqiaoyin* (44 V, ver Figura 18), localizado no canto externo da unha do quarto dedo do pé.

Rotação dos Dedos ("Medula Dourada")

Para este exercício, ver páginas 132 a 135 deste capítulo, juntamente com as Fotos 202 a 213.

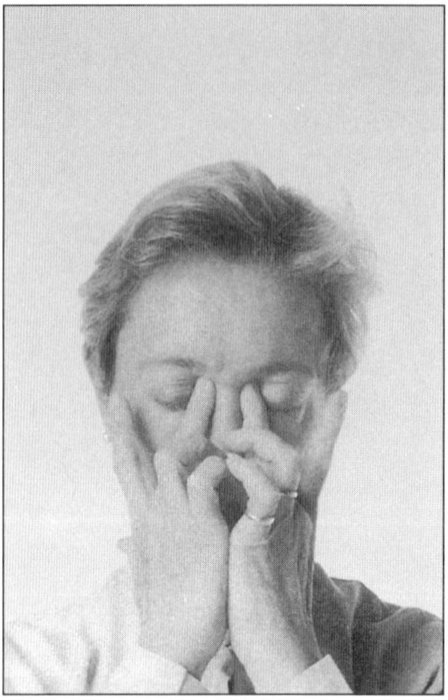

Foto 259

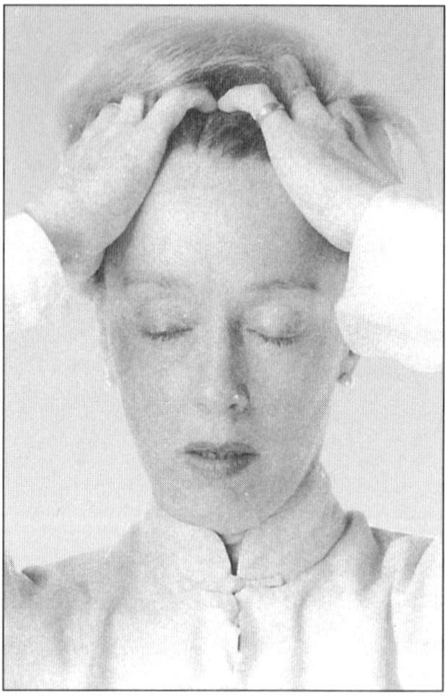

Foto 260

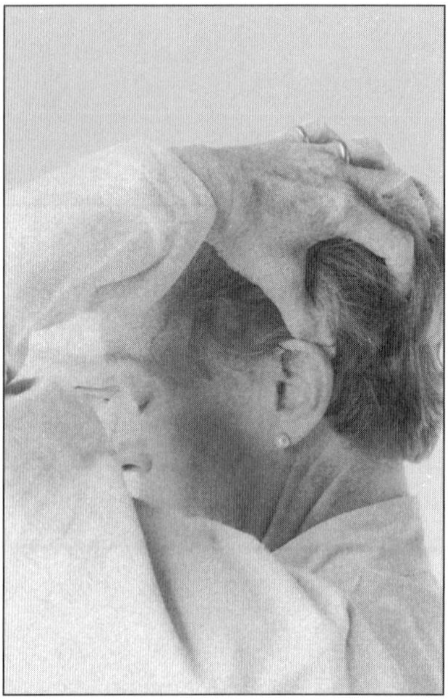

Foto 261

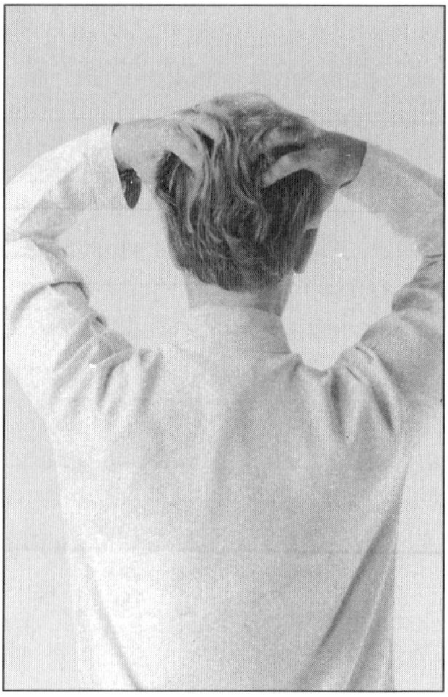

Foto 262

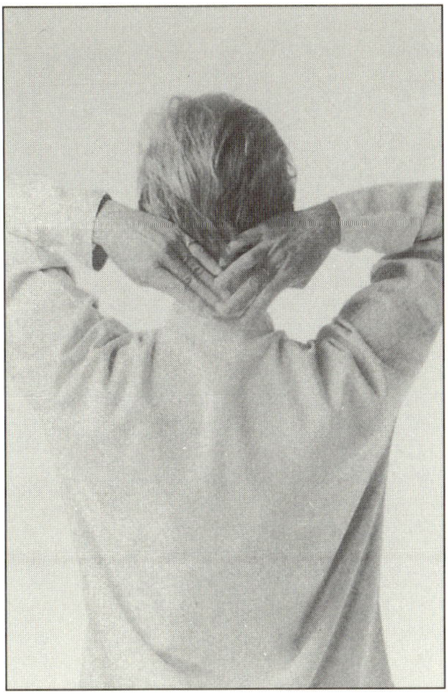

Foto 263

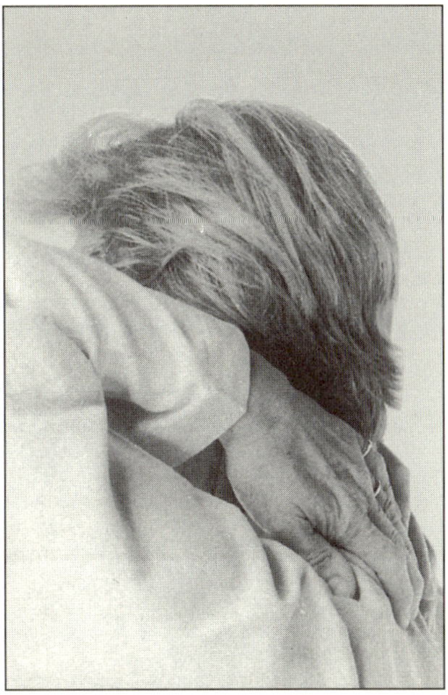

Foto 264

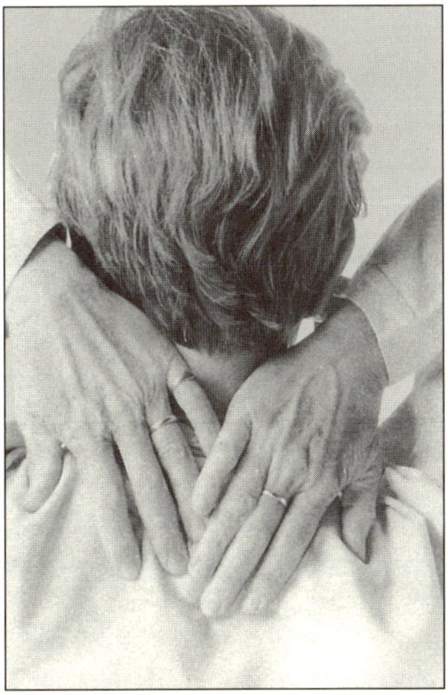

Foto 265

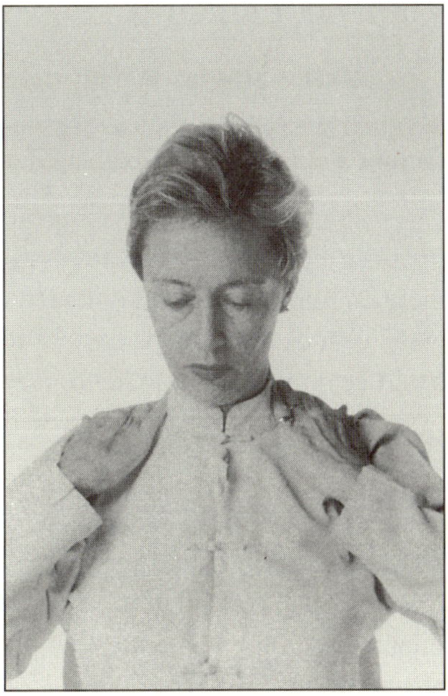

Foto 266

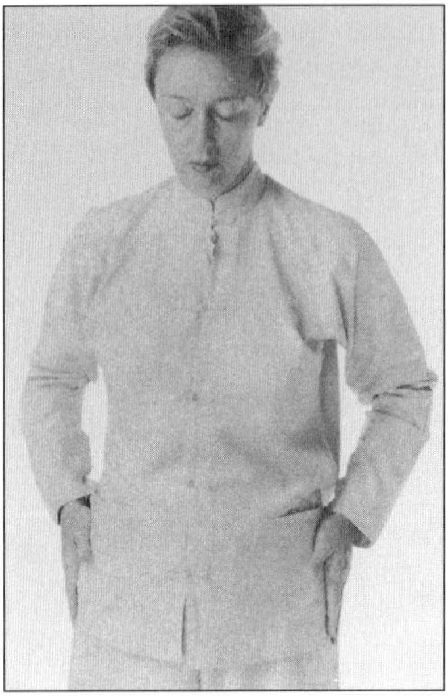

Foto 267

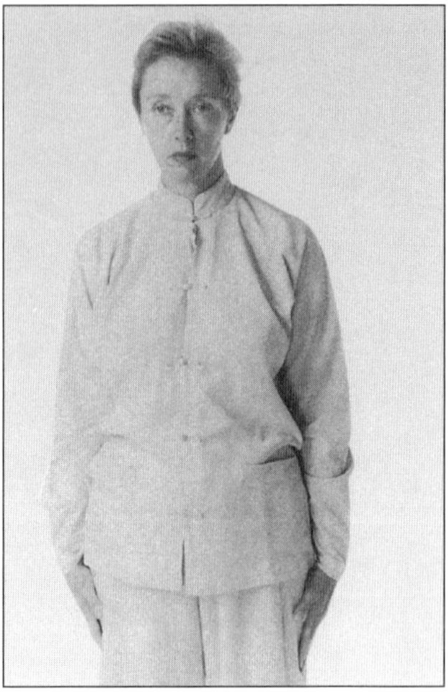

Foto 268

Distúrbios Ginecológicos

Como Regular o Ciclo Menstrual e Aliviar Cólicas

Reflexologia. A fim de aliviar cólicas menstruais ou em casos de irregularidade menstrual, pode-se primeiro aplicar uma massagem nos pés, o que facilita a eliminação, trabalhando ao longo do caminho indicado na Figura 20.

Pode-se também massagear os tornozelos em círculo, ao redor das faces interna e externa do astrágalo (osso dos tornozelos), prestando particular atenção ao meio-círculo que fica logo abaixo deles. Depois, usando o polegar e o indicador, massagear os dois pontos posteriores do astrágalo: *Kunlun* (60 Bx, localizado entre o vértice do osso externo do tornozelo e o tendão de Aquiles, ver Figura 18) e *Taixi* (3 R, localizado entre o vértice do osso interno do tornozelo e o tendão de Aquiles, ver Figura 18).

Acupressão. Usando as pontas dos dedos, massageie os seguintes pares de pontos, em movimento circular, durante dois ou três minutos: *Hegu* (4 IG, nas costas da mão, ver Figura 21), *Sanyinjiao* (6 B, ver Figura 18), e *Zusanli* (36 E, ver Figura 17). Depois massageie o ponto único *Guanyuan* (4 RM, localizado 3 cuns abaixo do umbigo, ver Figura 15) e o par de pontos *Guilai* (29 E, localizados 4 cuns abaixo do umbigo e 2 cuns da linha do meridiano do ventre, ver Figura 15).

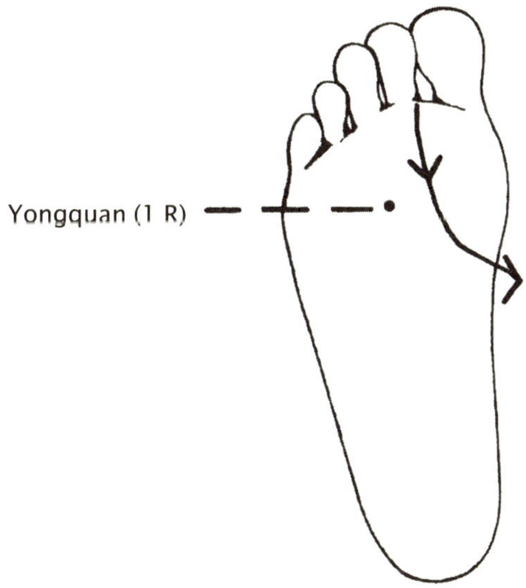

Figura 20: O ponto do pé que alivia a cólica menstrual

Moxa para Dismenorréia

Em casos de hemorragia, acenda uma vareta de moxa e use-a para aquecer os seguintes pontos durante dois a três minutos: *Dadun* (1 F, ver Figura 12), localizado no topo do primeiro dedo do pé do lado de fora da falange periférica, 0,1 cun atrás do canto externo da unha do pé, e *Yinbai* (1 B, ver Figura 12), localizado 0,1 cun atrás do canto interno da mesma unha.

Exercício: Estimulando o Mingmen

Este exercício é descrito no Capítulo 1, durante as informações sobre o estímulo do ponto *Mingmen.*

Gravidez

Para permanecer em forma durante a gravidez – além de seguir o regime prescrito por seu ginecologista e abster-se do fumo e de bebidas alcoólicas –, é bom pôr em prática um programa suave de Qi Gong (incorporando respiração natural, não abdominal), que compreende os seguintes exercícios:

- Massagem dos meridianos (ver Capítulo 4).
- Acupressão energética das pontas dos dedos (ver Capítulo 1).
- Os nove pontos da juventude (ver Capítulo 1).

A produção de sons terapêuticos, como descrita neste livro, também pode ser útil, uma vez que serve para regularizar excessos de emoção. Durante a gravidez, naturalmente, a mulher deve tentar permanecer tão serena e descontraída quanto possível, uma vez que a criança que ela carrega no ventre está sintonizada com seu estado mental, realmente participando dele por osmose.

Como Mudar a Posição do Feto

A fim de evitar o risco do parto sentado (apresentação das nádegas primeiro), durante e após o sétimo mês de gravidez você pode usar moxa acesa sobre o ponto *Zhiyin* do pé (67 Bx, ver Figura 18), localizado 0,1 cun atrás do canto externo posterior da unha do quinto dedo do pé. Antes de fazer isso, contudo, você deve pedir autorização a seu médico.

A mulher grávida deve deitar-se enquanto a pessoa que acende a vareta de moxa (ver Introdução) espera que ela queime um pouco, de modo que sua ponta assuma a forma cônica. A vareta deve, então, ser mantida perto do ponto do meridiano, cerca de 1 a 2 centímetros da pele (a paciente deve sentir o calor, mas não um calor que a queime), durante cerca de 10 segundos. Quando o calor se torna muito intenso, a vareta de moxa deve ser levantada por alguns segundos, depois aproximada da pele mais uma vez. Repetir durante 10 a 15 minutos.

Imediatamente após o término da aplicação, a paciente deve permanecer na cama, apoiada sobre os cotovelos e joelhos, durante cerca de 30 minutos, para permitir que o feto se vire confortavelmente.

Repetir todo o tratamento duas vezes, caso os resultados não sejam obtidos imediatamente.

Como Acelerar As Contrações Durante o Parto

Recomenda-se a acupuntura, uma vez que é muito eficaz para isto, mas também pode-se usar acupressão nos seguintes pontos:

- *Hegu* (4 F, ver Figura 21)
- *Sanyinjiao* (6 B, ver Figura 18)
- *Kunlun* (60 Bx, ver Figura 18)
- *Zhiyin* (67 Bx, ver Figura 18)

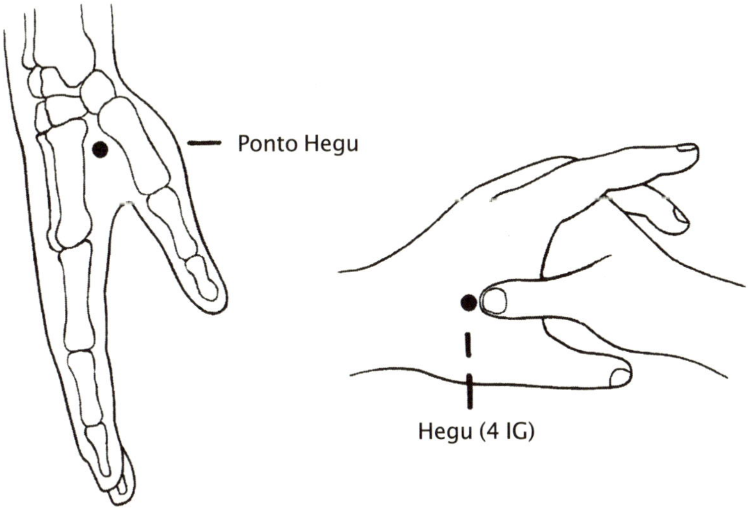

Figura 21: Um ponto nas costas da mão

Os Quatorze Meridianos

Meridiano do Intestino Grosso (IG)

Meridiano do Pulmão (P)

Meridiano do Estômago (E)

Meridiano do Baço (B)

Meridiano do Intestino Delgado (ID)

Meridiano do Coração (C)

Meridiano da Bexiga (Bx)

Meridiano dos Rins (R)

Meridiano do Triplo Aquecedor (TA)

Meridiano do Pericárdio (Pc)

Meridiano da Vesícula (V)

Meridiano do Fígado (F)

Du Mai, ou Vaso Governante (DM)

Ren Mai, ou Vaso da Concepção (RM)

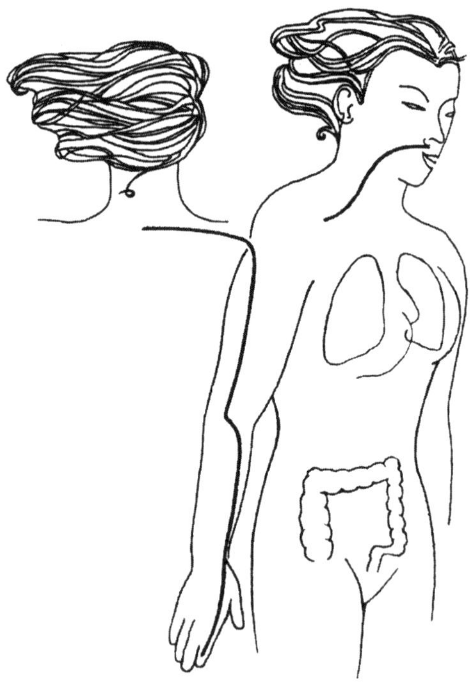

Meridiano do Intestino Grosso (IG)

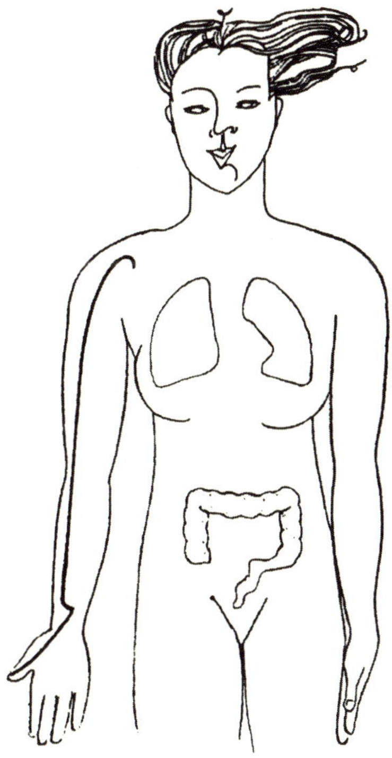

Meridiano do Pulmão (P)

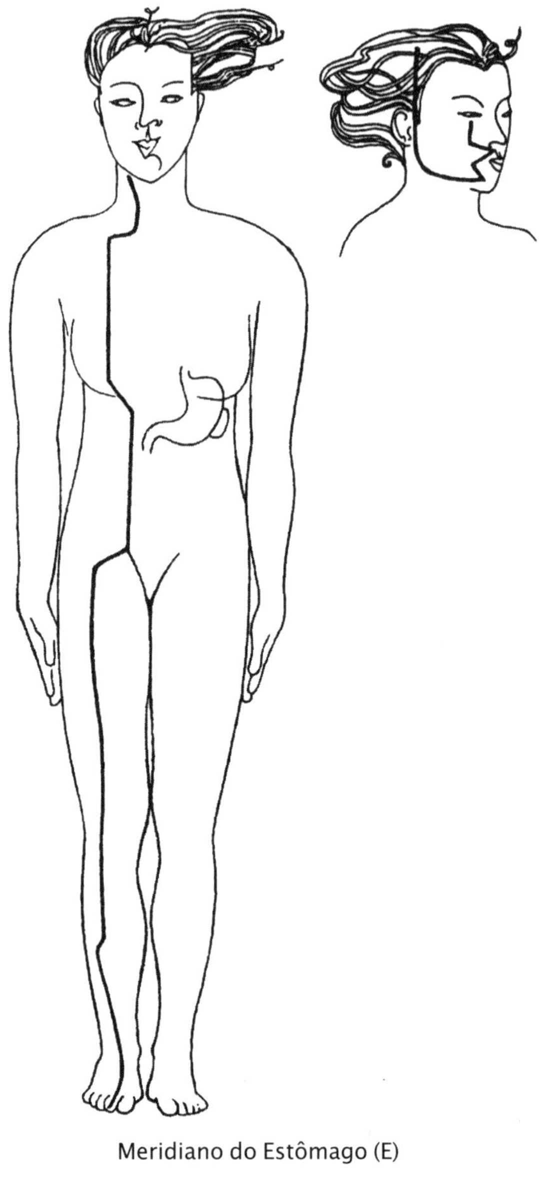

Meridiano do Estômago (E)

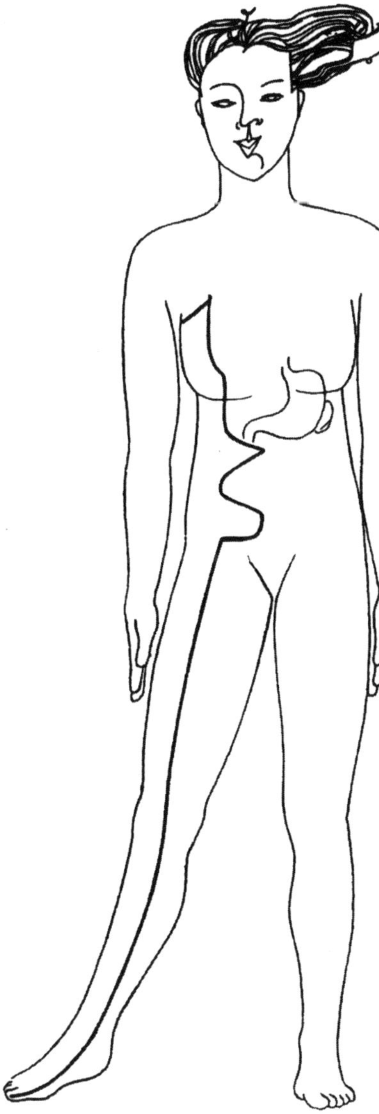

Meridiano do Baço (B)

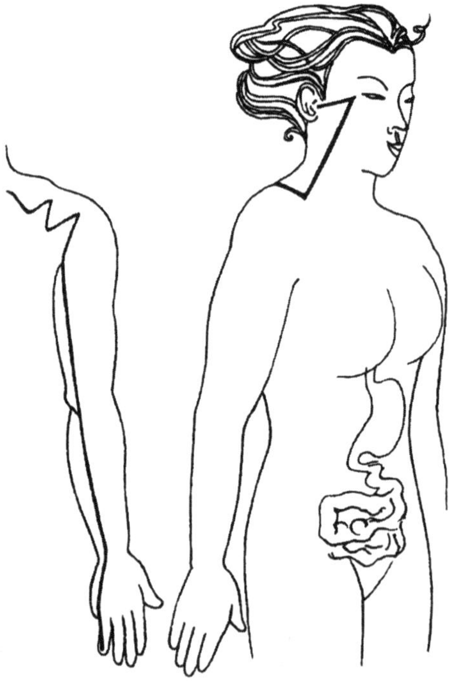

Meridiano do Intestino Delgado (ID)

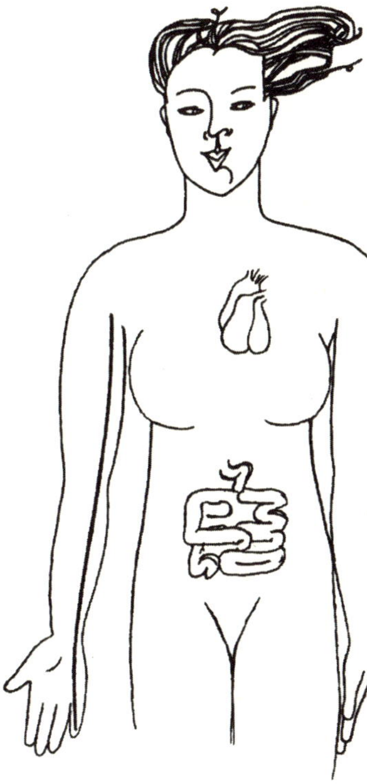

Meridiano do Coração (C)

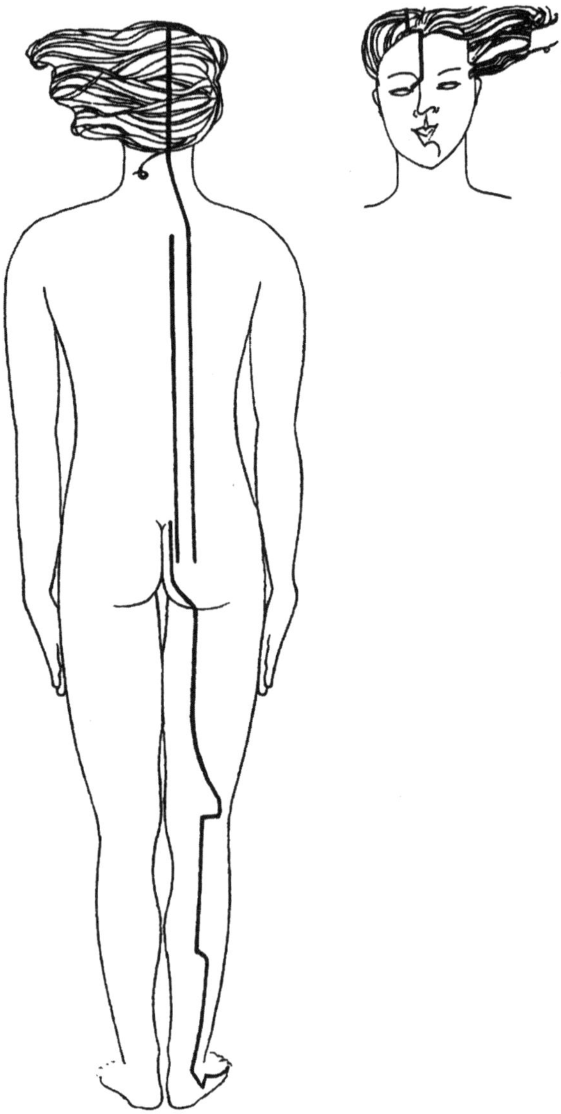

Meridiano da Bexiga (Bx)

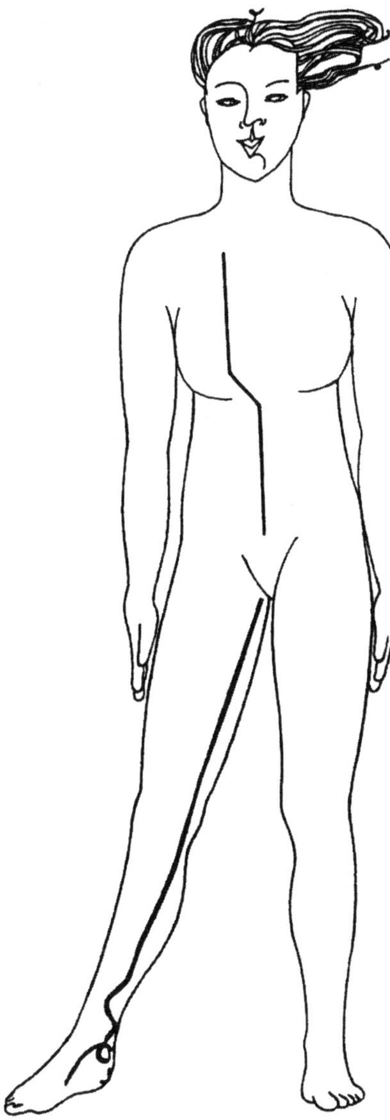

Meridiano dos Rins (R)

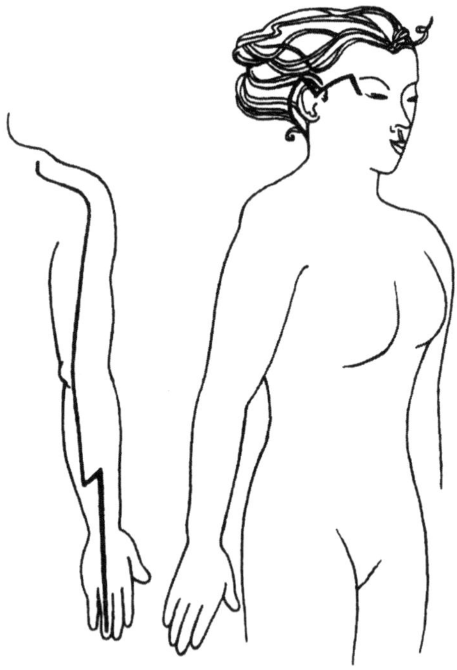

Meridiano do Triplo Aquecedor (TA)

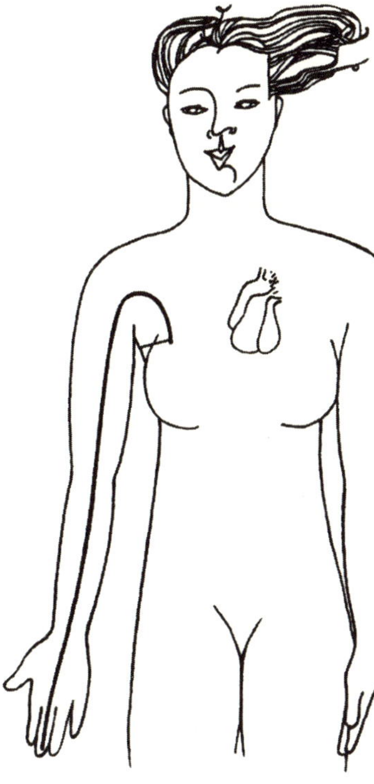

Meridiano do Pericárdio (Pc)

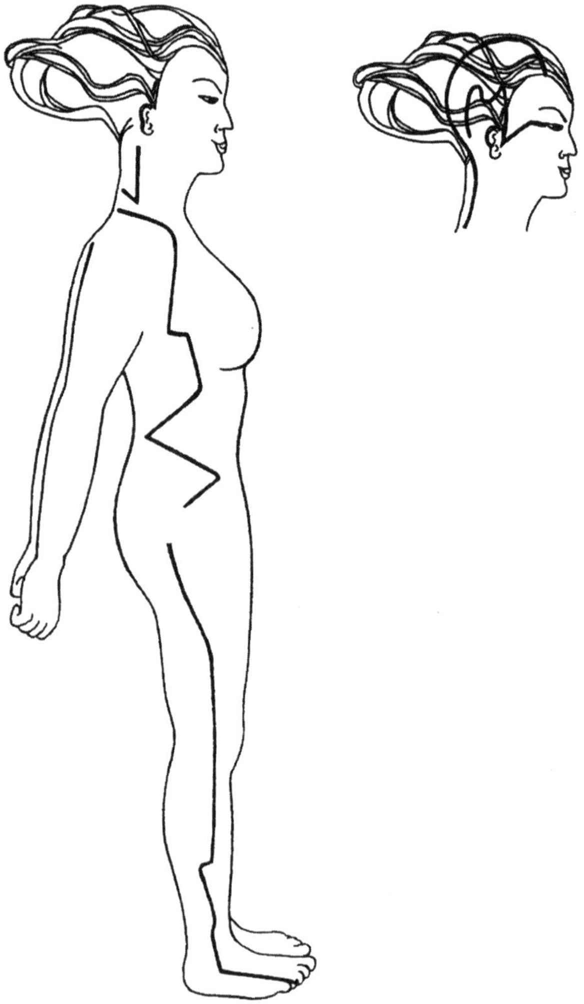

Meridiano da Vesícula (V)

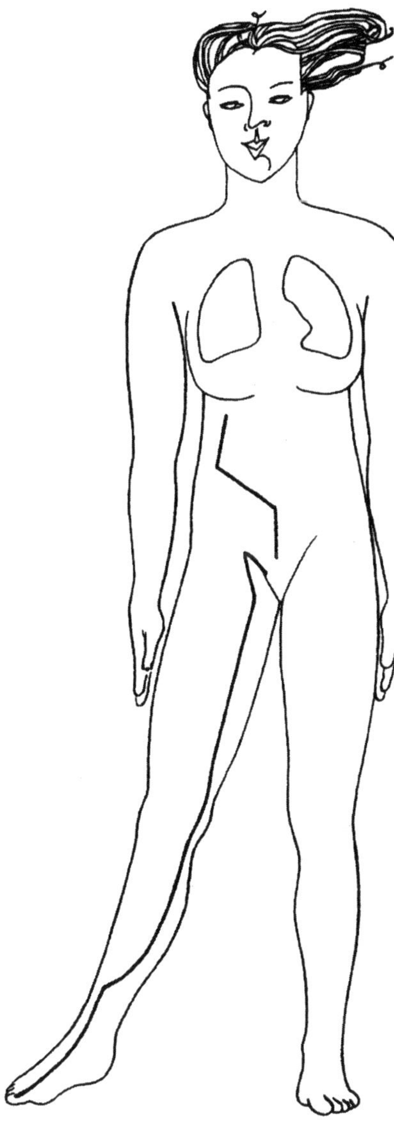

Meridiano do Fígado (F)

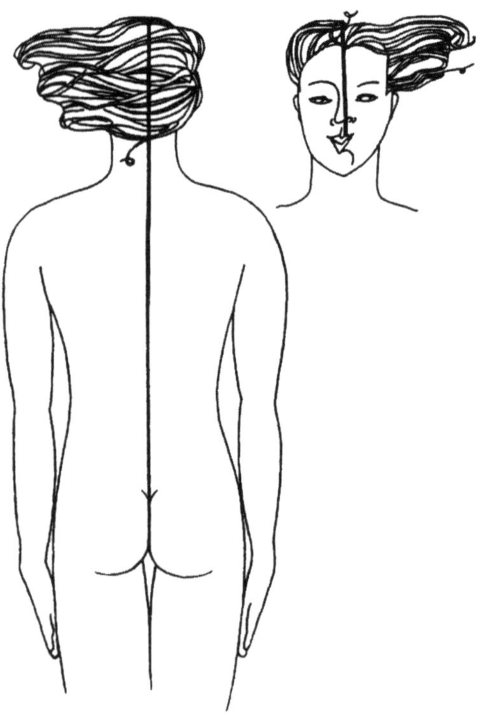

Du Mai, ou Vaso Governante (DM)

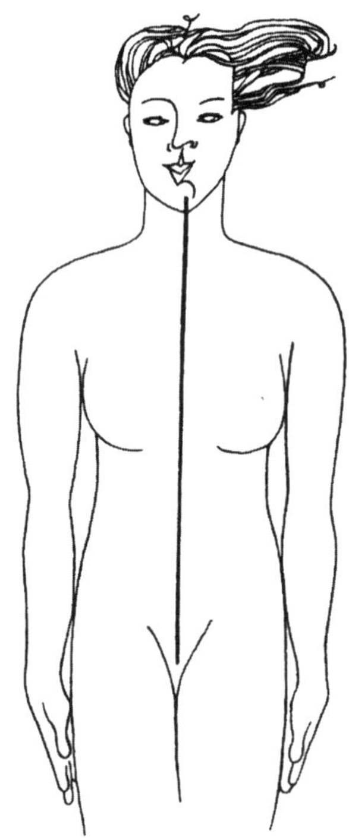

Ren Mai, ou Vaso da Concepção (RM)

Índice

Nota: As páginas cujos números são seguidos pela letra "f" referem-se a figuras; seguidos por "t", tabelas.

Lista de Tabelas e Figuras

Leia da Editora Ground

Shiatsu Facial

A arte do rejuvenescimento

Aridinéa Vacchiano

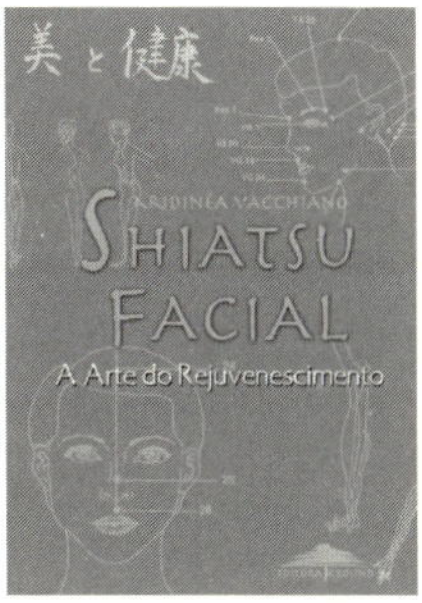

Esta obra, escrita de forma didática, difunde a técnica do Shiatsu Facial, pouco conhecida no Brasil, apresentando tratamento e prevenção com massagens e exercícios que visam auxiliar o rejuvenescimento, promovendo simultaneamente equilíbrio físico, mental e emocional.

É um livro prático, com textos sempre acompanhados de ilustrações que demonstram cada movimento passo a passo.

Shiatsu dos Pés Descalços

Shizuko Yamamoto

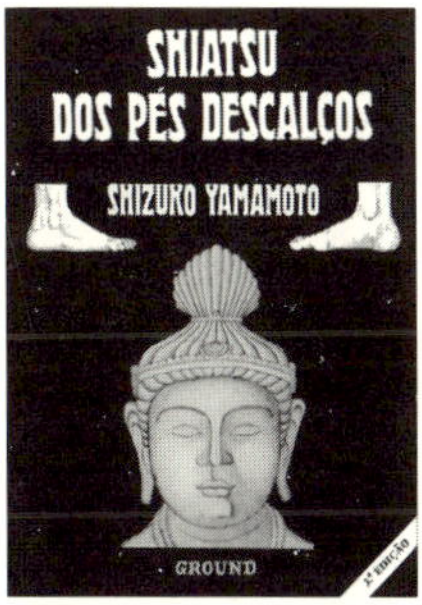

A massagem se estende também ao uso dos pés como forma mais completa de realizar o ***shiatsu***, uma profunda técnica oriental de tratamento. Um livro dedicado a quem ensina, estuda e pratica esta técnica milenar, fartamente ilustrado e detalhado.

Rios de Chi

(Mapeamento chinês dos vasos e meridianos regulares)

Juracy Cançado

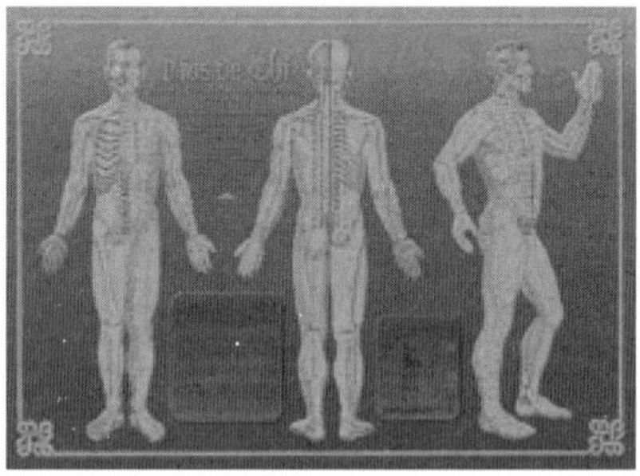

Único mapa em língua portuguesa contendo a localização atômica dos pontos e canais condutores da energia vital do corpo humano, o ***chi***. É uma versão atualizada e ampliada do clássico "Do-In - Mapa dos Meridianos Chineses".

Mapa dos Sete Chakras Principais

Localização anatômica dos Centros Energéticos captadores de energia vital no corpo humano

Mario Diniz

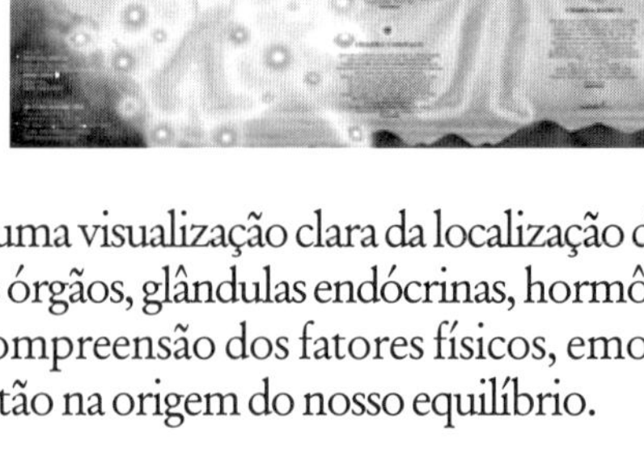

Facilita uma visualização clara da localização de cada chakra e sua regência sobre os órgãos, glândulas endócrinas, hormônios, sentidos, etc., que auxilia na compreensão dos fatores físicos, emocionais, mentais e espirituais que estão na origem do nosso equilíbrio.

Sorria, Você está na Menopausa

Um manual de terapia natural para a mulher

Maria Helena Bastos

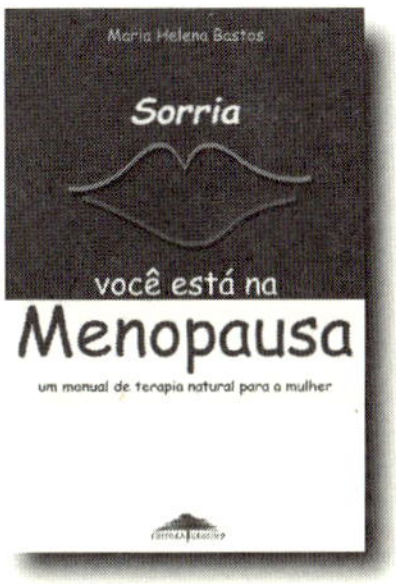

Este livro esclarece e propõe uma alternativa natural para abordar com conforto e segurança essa importante fase da vida da mulher através de dicas de saúde integral, comportamento, sexo e qualidade de vida. Indispensável e criativo, foi escrito por uma médica e ginecologista que se especializou nessa abordagem.

Manual Prático de Hidroginástica

O programa de treinamento ideal para a saúde, boa forma e condição física

Heike Bettendorf

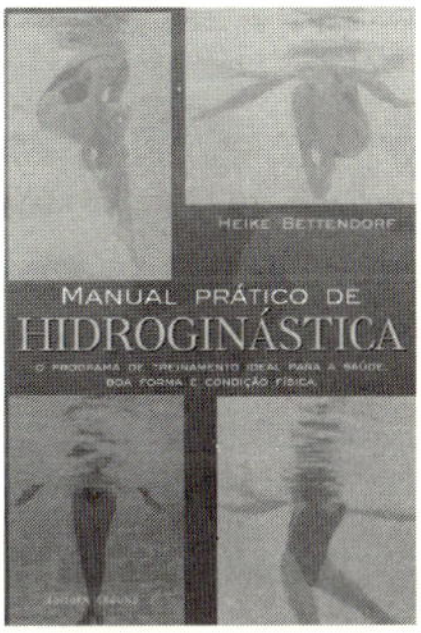

A hidroginástica fortalece a musculatura, firma a pele e os tecidos conectivos, intensifica a respiração e estimula o metabolismo e a circulação sangüínea.

Este manual é um programa ideal para treinamento contínuo na água (passando pelo alongamento em terra), que foi testado em aulas durante vários anos pela autora e é praticado na Europa com muito sucesso.

Ayurveda

A ciência da autocura – um guia prático

Dr. Vasant Lad

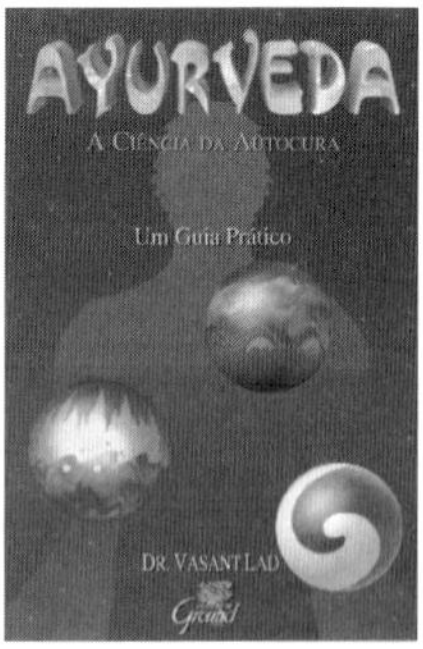

Este livro explica claramente os princípios e aplicações práticas de **Ayurveda**, o mais antigo sistema de cura do mundo. Nele são abordados minuciosamente a história e a filosofia ayurvédica, seus princípios básicos, técnicas de diagnóstico, primeiros socorros, tratamento, dieta e o uso medicinal das ervas e temperos da culinária.

Manual de Massagem Ayurvédica

Técnicas indianas tradicionais para o equilíbrio do corpo e da mente

Harish Johari

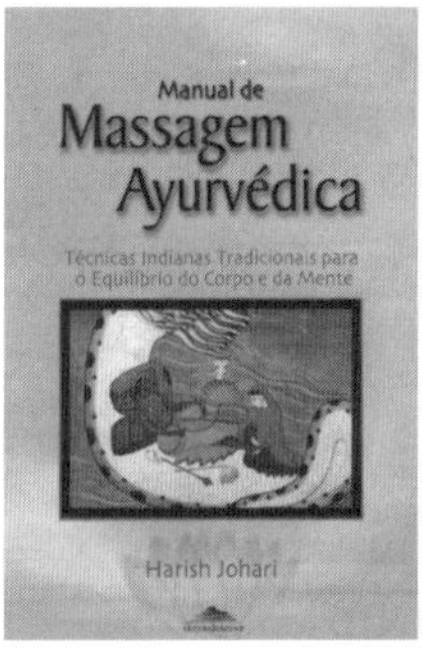

A massagem ayurvédica age nos níveis mental e físico, transmitindo uma energia vitalizadora que ajuda todos os sistemas do corpo na sua recuperação e renovação.

Apresentando uma introdução abrangente sobre sua história e antiguidade, este livro torna essa técnica acessível ao principiante e detalha aprofundamentos para os massagistas mais experientes.

Yogaterapia

O caminho da saúde física e mental

Nilda Fernandes

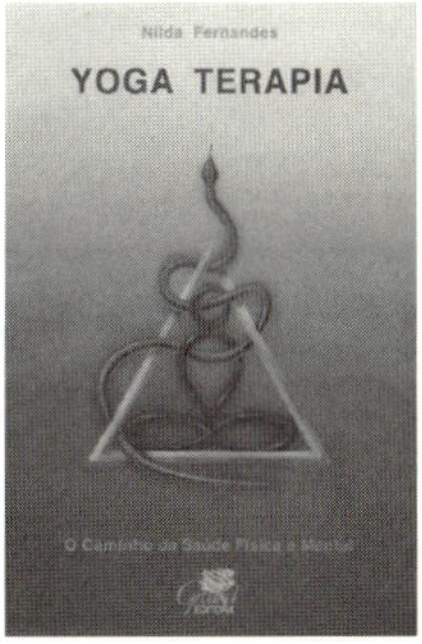

Esta obra aborda a filosofia do Yoga, a respiração, a musculatura, os âsanas utilizados na desobstrução dos canais energéticos do corpo humano e as regras de vida que conduzem à harmonia e à verdadeira libertação.

São tratados com cuidado, entre muitos outros ítens, a adolescência, a gravidez e a menopausa incluindo um programa especial para a terceira idade.

Boca Saudável, Corpo Saudável

Um programa natural de cuidados com os dentes para manter o corpo sadio e equilibrado

Victor Zeines

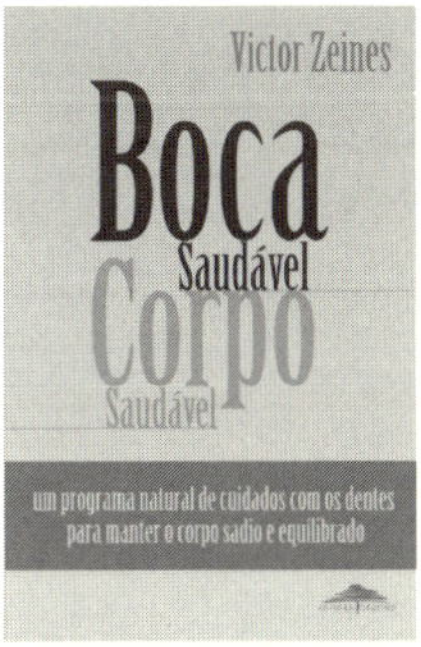

Neste livro o autor mostra como a boca pode revelar segredos e informações preciosas sobre a saúde do organismo, assim como detectar a presença de doenças ou condições instáveis em várias áreas do corpo. Ele sugere simultâneamente terapias adequadas que aumentam os nossos próprios poderes de cura.

O Poder do Sono

O programa revolucionário que prepara sua mente para um melhor desempenho

James B. Maas

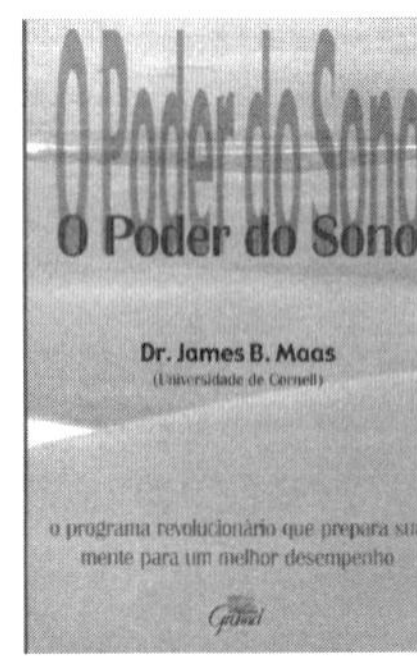

Neste livro, o Dr. James Maas, pioneiro na pesquisa sobre sono da Universidade de Cornell, mostra um caminho fácil e sem drogas para obter um produtivo dia seguinte.

O Dr. Maas coletou todas as pesquisas e fórmulas testadas pelo tempo, criando um programa lúcido e fácil que ajuda a dormir o suficiente, o que comprovadamente contribui para adquirir o auge da performance em todos os aspectos da vida.

Os Dez Mandamentos do Sistema Imunológico

Elinor Levy e Tom Monte

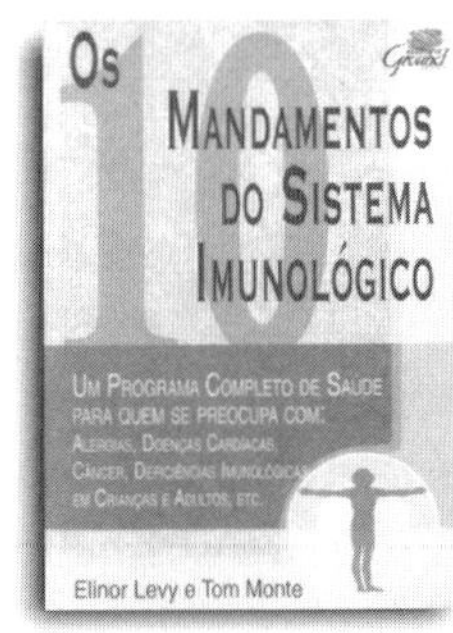

Leitura essencial para pessoas com doenças crônicas que procuram aumentar a defesa do seu sistema imunológico, assim como para quem quer estar atualizado sobre as últimas pesquisas no assunto. Expõe um programa completo de saúde para abordar alergias, doenças cardíacas, câncer e deficiências imunológicas e é um testemunho de que é realmente possível aumentar a nossa capacidade de lutar contra doenças e desequilíbrios.

O Poder do Riso

Um antídoto contra a doença

Mariana Funes

Rir protege o coração, alivia o estresse, fortalece o sistema imunológico e limpa os pulmões. Mas não é só isso. A pesquisa da autora vai de encontro à da medicina holística atual e traz uma nova dimensão para a cura baseada em dados científicos que comprovam sua incrível eficácia.

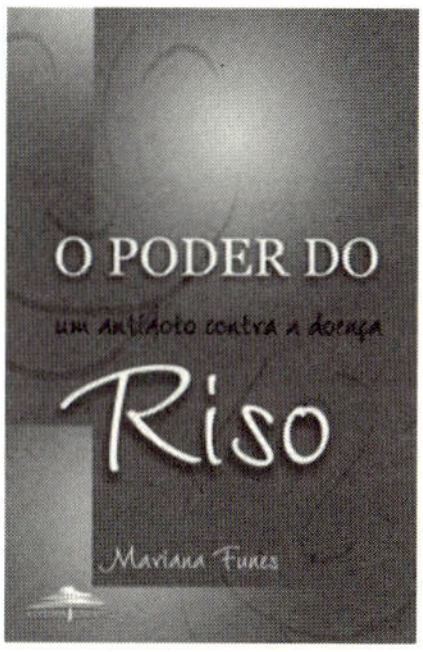

A Cozinha que Cura

A nova cozinha macrobiótica para corpo, mente e espírito saudáveis

Kristina Turner

Um livro indispensável (ótima leitura de cabeceira) que integra macrobiótica, psicologia, nutrição moderna e uma visão planetária da cura, muitíssimo prático para mães e pais ocupados que procuram uma forma aprazível de crescer saudáveis juntos. Inestimável para pessoas que se recuperam de doenças – com muitas dicas de auto-ajuda e exercícios de autocura.

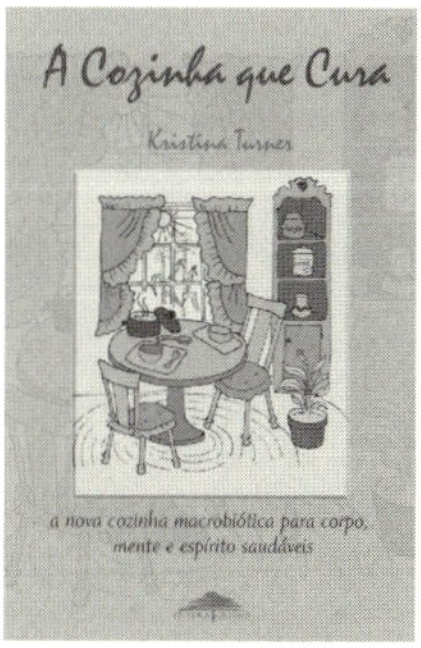

O catálogo com a nossa linha
editorial completa está à sua disposição.
Para recebê-lo por favor contacte-nos diretamente:

EDITORA GROUND
Rua: Lacedemônia, 68 - Vila Alexandria
Tel.: (11) 5031-1500 / Fax: 5031-3462
editora@ground.com.br
www.ground.com.br

Impresso nas oficinas da
Gráfica Palas Athena